大医传承文库·名老中医经验传承录系列

U0736570

姜良铎经验传承
——从状态辨治疑难病

主　编　姜良铎　康　雷

全国百佳图书出版单位
中国中医药出版社
·北 京·

图书在版编目（CIP）数据

姜良铎经验传承：从状态辨治疑难病/姜良铎，康雷主编. -- 北京：中国中医药出版社，2025.7.

（大医传承文库）.

ISBN 978 - 7 - 5132 - 9561 - 1

Ⅰ. R249. 7

中国国家版本馆 CIP 数据核字第 2025WS3552 号

中国中医药出版社出版

北京经济技术开发区科创十三街 31 号院二区 8 号楼

邮政编码 100176

传真 010 - 64405721

廊坊市佳艺印务有限公司印刷

各地新华书店经销

开本 710×1000 1/16 印张 9 字数 136 千字

2025 年 7 月第 1 版 2025 年 7 月第 1 次印刷

书号 ISBN 978 - 7 - 5132 - 9561 - 1

定价 49. 00 元

网址 www. cptcm. com

服 务 热 线 010 - 64405510

购 书 热 线 010 - 89535836

维 权 打 假 010 - 64405753

微信服务号 zgzyycbs

微商城网址 https∥kdt. im/LIdUGr

官 方 微 博 http∥e. weibo. com/cptcm

天猫旗舰店网址 https∥zgzyycbs. tmall. com

如有印装质量问题请与本社出版部联系 (010 - 64405510)

《大医传承文库》
顾　问

前　言

　　姜良铎教授是我国首届中医学博士，北京中医药大学东直门医院主任医师、教授、博士研究生导师，享受国务院政府特殊津贴；首都国医名师，第五批全国老中医药专家学术经验继承工作指导老师，第四批北京市老中医药专家学术经验继承工作指导老师，北京中医药传承"双百工程"指导老师；"211 工程"重点学科中医内科学学科带头人，国家中医药管理局重点学科呼吸热病学科带头人，卫生健康委员会卫生专业技术人员职称评审委员，国家药品监督管理局药品及保健品评审专家，国家自然科学基金委员会评审专家，中央保健委员会会诊专家；中华中医药学会内科学分会副主任委员，北京市中医药学会理事、感染专业委员会名誉主任委员，北京中西医结合学会传染病专业委员会名誉主任委员，第九、第十届国家药典委员会委员。这些头衔是姜良铎在研学道路上旁人对他的肯定，却不是他真正在意的。拨开姜良铎的层层身份发现，他是一个很纯真的人，怀揣着热忱的梦想，真正能够做到不忘初心。尽管姜良铎已经很有名了，但他却从没有停下前进的步伐，数十年如一日地刻苦努力，奋斗在科研、临床和教学一线，尽心尽力地做好每一件事。

　　明灯照耀着远方的道路，梦想照耀着姜良铎的学习旅途。姜良铎的第一个梦想是成为能够帮患者除去病痛的医生。他常感叹学习至今，中医药知识中依然有许多是他未曾深入理解的，但这同样也是吸引他、让他以更大的努力去学习的动力。姜良铎希冀能够在治疗领域上有更长足的发展，研究更多的病证，为更多的患者解除苦难。他的第二个梦想是通过自己以及其他志同道合之士的努力，令中医药事业在新的形势下有新的发展。姜良铎认为，中医药文化作为中国传统文化辉煌灿烂的瑰宝、古代医家智慧的结晶，极具传承发展的意义。然时代发展至今，社会背景较古代已经发生了翻天覆地的变化，医疗条件、媒介、医学背景等因素也随之发展，西医较为完备成熟的条件及其盛行给中医带来了极大的挑战，中医面临继承创新问题，如何将中医合理地现代化，弃其糟粕，发扬精华，合理创新，以适应现代社会对中医的要求是一个亟待解决的问题，涉及中医的未来发展，也是对中医人的挑战。故而姜良铎现在最希望的就是把中医在新时代发展下去，让它永葆青春。中医发展至今，不断证明其蓬勃的生命力和独特的魅力。无论社会如何发展，中医仍旧具有永恒的价值，因为中医的学术思想依然在不断地传承创新，焕发出新的光彩。

肩负梦想前行的姜良铎，可亲可敬，他是患者口中仁心仁术的济世良医，是学生眼里信赖尊崇的良师益友，更是至纯至真、百折不挠的中医赤子。回首姜良铎走过的这段不平凡的路程，他在为医、为师、治学方面都多有建树，国医大师张学文评价这位昔日弟子时引用了清代《治病杂辨》序言中汪延珍对吴鞠通的评价："怀救世之心，秉超悟之哲，嗜学不厌，研理务精，抗志以希古人，虚心而师百氏。"表达了对这位优秀学生的赞美。

本书基于国家重点研发计划——"基于'道术结合'思路与多元融合方法的名老中医经验传承创新研究"（2018YFC1704100）之课题六"名老中医经验研究与推广应用一体化平台构建"（2018YFC1704106），在此感谢科技部的资助！

本书编委会

2025 年 4 月

目　录

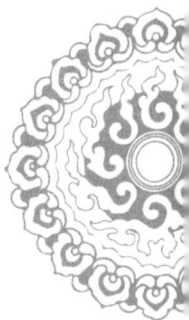

上篇　大医之道

下篇 大医之术

上篇　大医之道

第一章 精神境界

第一节 为 医

一、家传名师启医路，安贫乐道修医药

在陕西省榆林市的中东部，无定河的中游，坐落着有名的米脂县，它因"米汁淅之如脂"得名，素有文化县的美誉，山西太原人阎佩书任民国米脂县县长时就曾赞叹："信乎，米邑文风之为陕北最也！"米脂文化早在元初已雄冠陕北，艾希淳、艾杞和高自明等文人才子辈出。米脂县还是个英雄县、美人县。米脂的沃土赋予人们天然的灵气，米脂的男儿强壮勇敢，明末的李自成，教育人士李鼎铭，革命斗士杜斌丞、刘澜涛、郭宏涛等都涌现于此；米脂的姑娘灵秀聪慧，三民二中女子学校桃李满天下，很多米脂姑娘学以致用投身革命走向全国，米脂县还是貂蝉的故乡。米脂县还有民歌、唢呐、秧歌，无不展示着米脂活泼率真、淳朴豪放的人文特色。黄土地，黄河水，黄澄澄的小米养着直爽的米脂人。1948年，姜良铎出生于米脂县的姜兴庄。

姜良铎幼时家境并不优越，家里兄弟姐妹五个，他是老大，那时农村生活极苦，吃草根、树皮不是什么稀罕事，读书更成了奢侈。姜良铎很珍惜学习的机会，成绩名列前茅，上的都是高才班，初中升高中时更是取得了全县第二的好成绩，仅仅比第一名少两分，米脂高中的老师怕人才外流，故而让姜良铎第一志愿选米脂高中，但陕西省重点中学榆林中学看中了姜良铎，将他挑走，还每月给了五块钱助学金以解决吃饭问题，让他得以在相对舒适的

环境下学习，为未来的深入学习打下了知识基础。

1968 年对姜良铎而言是不平凡的一年。这一年，"上山下乡"刚开始，姜良铎回到了农村。当时正值"文革"时期，姜良铎回到老家生产队，发现村里医疗条件简陋，乡亲们缺医少药，就医困难，但生产生活哪里离得开看病，严峻的现实让姜良铎暗下决心要改善现下村里的窘境，就此立下了学医之志。

引领姜良铎真正走向中医之路的重要老师是姜纯禄先生。姜纯禄先生是姜良铎在姜兴庄小学就读时的老师，亦是他的同宗祖父。姜良铎祖上有两位清朝秀才，在农村少有医生的情况下，多为秀才执医，为当地人民看病，而姜纯禄先生也从父辈那学习了一些中医医理，常免费给乡亲们诊治。姜良铎就一边跟着姜纯禄先生学习中医，一边接受村内公社对卫生员的培训。当时号召"一根针、一把草"，并没有很多时间能让姜良铎准备充分后再进行临床，他只能是一边学，一边当赤脚医生。条件限制使得当时使用的药物也基本是农村当地产的药材，比如败酱草、蒲公英、车前草、远志、白茅根等，有不足的部分，还需要去别的地方配齐。每日下工后，姜良铎就跟着姜纯禄先生大声诵念抄写医书，晚上继续学习中医、西医知识，这是对学习能力和实践能力的双重考验。姜纯禄先生也寄予姜良铎以厚望，一笔一笔抄下药方集作为姜良铎的医学教材。这些药方有的是从民间流传的药方中整理出来的，有的是从医书中抄录下来的，写明了哪一味药能治什么病，细致入微。这样纸绳穿起的巴掌大的小本子有十多本，对姜良铎早期学习医学有非常大的帮助，时至今日，姜良铎在临床上还会用到其中的药方。每每看到这些医书，姜良铎总能想起油灯下姜纯禄先生认真抄写医方的身影，想到老人对他无私的教育和殷切的期盼，不由得红了眼眶。这些愈发坚定了他认真学医济世的信念，同时他也决心要将这些药方出版以供更多立志学医之士学习。姜良铎学成后，在家乡为这位老先生立了一块"德教碑"，书写上他对老先生的尊敬感恩："先生才学渊博，道高德重，育才树人，因材施教，启蒙山乡顽童，造就社会栋梁，而今国内海外，桃李芬芳。先生鸿儒知医，慈悲济世，施医送药，泽被乡邻，清贫乐苦，淡泊名利，品格风范，人人称颂。愿先生之德，昭我后代，奋成才之志，而有益于社会。"

1970 年，米脂县里的药材公司招收职工，姜良铎高中毕业，又有近两年的诊疗经验，应聘后顺利被公司录取。在这里，姜良铎种药、卖药、炮制加工药甚至鉴定药，对药物有了更深层次的理解。姜良铎出色的工作能力也得到了同事们的敬佩、经理的肯定，他也因此当上了基层干部，带领大家进行多种经营，取得了傲人的成绩。药材公司的工作经历，让姜良铎对药材的性味有了很好的掌握，不仅能够根据书籍记载结合所学自如地处方用药，甚至对汤药的味道也有了独到的见解，为未来的新药开发打下了稳固的基础。

1973 年，陕西中医学院来米脂县招生，报名者众多，竞争十分激烈。当时还在药材公司上班的姜良铎也慕名而来，公司的经理十分看重姜良铎老师，认定他一定能在医学上有所建树，本着为国家输送人才的想法，极力向招考老师推荐。凭着出色的综合素质，姜良铎考入陕西中医学院，开始了系统学习中医的道路。就读期间，在充实完备的学习条件下，让姜良铎如饥似渴地学习，认真做笔记，积极跟诊，抄方学习。他刻苦努力的态度让老师们都十分欣赏这位勤奋的学生，有时候老师们出诊还会专门让姜良铎随诊学习。本科毕业后，姜良铎想要回乡工作，张学文教授不愿错过这样的人才，向学院极力推荐姜良铎留校，想要栽培他为自己学术的传承人。在得到陕西中医学院的批准后，姜良铎留在了陕西中医学院任教，这是十分难得的机会，应聘的 200 人中只有 16 人留下了。留校后，姜良铎也毫不松懈，始终以饱满的热情投身于学术。1978 年，国内首届中医学研究生招生，姜良铎以优异的成绩被录取，师从著名的郭谦亨教授、张学文教授。姜良铎提起在陕西中医学院的学习生活，时常感念学校老师对他的培养："大学（陕西中医学院）的老师们，应该说我受老师的教育是主要的。特别是王振宇教授、郭谦亨教授和张学文教授。因为那个年代，咱们中医界还没有教授，虽然他们已经是老中医了，但还没有教授这个头衔。我不管这些，咱们是要学东西的，所以我常跟着这几位老先生抄方，抄得多了，能跟老师沟通得比较多，也就更能学到东西。王振宇教授是各家学说和方剂学的专家，郭谦亨教授是温病学方面的专家，张学文大师是内科学的专家。现在回忆起我学习中医的过程，完全是得益于各位老前辈中医的培养。"

1983 年，国内首届中医学博士生招生，中医泰斗董建华也在那一年面向全国招生，这吸引了自首届中医硕士招生以来毕业的三届硕士生纷纷报考，考试难度极大，七门考试难倒了一大批优秀学子。姜良铎一路过关斩将，最后却在口音上犯了难。姜良铎作为地道的陕西人，带着浓厚的陕北口音，而董建华先生则是说上海话，沟通成了一个大问题。但董建华先生却不愿因为口音问题放弃姜良铎这棵好苗子，坚持收下了他。姜良铎就此离开了陕西，进入北京中医学院，在董建华先生的指导下学习外感热病、脾胃病。姜良铎感念董建华先生的赏识，更是珍惜这得来不易的学习机会，以更饱满的热情投身于学习，始终坚持在临床第一线。假期他不回家，坚持跟诊董建华先生抄方，学习临床精髓，积累临床经验，积攒了三千多页的药方手稿。也正是这段经历，使姜良铎渐渐克服了语言问题，甚至在外还能充当导师的翻译，足见他学习之刻苦。董建华先生也十分喜爱这名勤勉的学生，为其题下了"梅花香自苦寒来"的条幅，鼓励姜良铎继续保持认真努力的态度，将来必然能够学有所成。姜良铎没有辜负董建华先生的期望，1986 年博士毕业后留在了东直门医院，在临床、科研和教学领域发光发热，既读圣贤书，又闻天下事。姜良铎能有现在的成就，除了学校以及老师的帮助，也离不开姜良铎身上的优良品格，不懈努力，真诚热爱，刻苦追求。

二、临疫赴命定方案，运筹帷幄制新方

姜良铎在读书期间的二级学科是中医内科学，三级学科是呼吸热病学。攻读硕士、博士期间，他还深入学习了温病、热病方面的知识。临床上，姜良铎在发热性疾病、病毒性疾病以及内科疑难杂症上诊疗经验丰富，疗效卓越，他在这个领域的贡献是大家有目共睹的。

"非典"期间，姜良铎参加了北京市疫情防控工作会议，会议由时任市委书记刘淇主持。当时，刘淇书记让在场的每一位专家针对如何防控非典型性肺炎方面作五分钟的个人观点阐述。在场的所有人中，只有姜良铎一位是

中医。其他几位西医专家相继发表言论后，姜良铎认为自己必须要站出来，不仅要发言，还要讲得精彩。因为此时的发言不仅代表着个人，更代表着整个中医行业。姜良铎认真思索，引经据典："'非典'是一种瘟疫，瘟疫在中国历史上发生了三百多次，大的也有四五次。在和瘟疫作斗争方面，中医有丰富的历史经验，早从《伤寒论》开始便多有记载，更不用说之后的温病学专著了。虽然'非典'是一个全新的病，但是我们中医有治疗瘟疫的经验，是可以拿来借鉴使用的。我们认为这个病，虽无特效办法，但也是可防可治的。"姜良铎一讲完，刘书记紧接着便询问他是否在这方面做了一些工作，姜良铎给予了肯定的回答。那时东直门医院刚接收了一名从香港来的患者，是北京第二例"非典"患者，医院的刘清泉主任上报了这个患者，姜良铎感觉他的病症与广州的"非典"相似，会诊时便没有带学生前去，以防更多的感染。姜良铎马不停蹄地诊治患者，并在第一时间制定了"非典"的中药预防处方。刘书记很是惊喜，想到"非典"防控完全可以利用中药的防御作用，便询问姜良铎关于预防处方的知识产权问题，想要立即召开新闻发布会宣传这个中药预防处方。姜良铎当即摆摆手："这个怎么还能讲知识产权，现在是首都'保卫战'了，没有问题，只要需要就拿去。"原定当天下午召开新闻发布会，刘书记邀请姜良铎前去参加，姜良铎拒绝了，他认为身为医生不合适参加新闻发布会，便和书记商量回东直门医院组织召开学术研讨会，并借此将这个中药预防处方发表，如此也更符合医生的身份以及医院的工作。刘书记让负责宣传的相关人员下午两点前去东直门医院采访学术研讨会，向社会全面公布这个预防处方，也就是后来的"姜八味"。之后国家中医药管理局和北京市中医管理局组织专家讨论预防和治疗方案，经过专家们的评审，"姜八味"被采纳，列为国家中医药管理局和北京市中医管理局认可的专家处方。在后续的"非典"治疗上，姜良铎作为北京地区防治 SARS 中医药专家协作小组成员，不惧个人安危，始终坚持在临床一线，前往外院如佑安医院等地会诊，努力发挥自己的力量。姜良铎还主持起草了国家中医药管理局《中医药防治 SARS 技术方案（修正案）》，由北京中医药大学医疗队的张允岭、张晓梅等执行，最后也证实了中医药治疗"非典"的疗效。

"非典"之后，卫生部、国家中医药管理局、北京市卫生局、北京市中医管理局给姜良铎授予了"国家公共卫生应急专家"的称号。之后对禽流感、"甲流"的防治，姜良铎也都参与其中，屡创新方，竭尽所能地献计献策，充分展示了中医药在疫情防控上的独特作用。"甲流"期间，姜良铎不仅主持起草了《北京地区流感中医药预防技术方案（草案）》，还和王辰教授一起开展中医药治疗甲流的临床研究，研发出"金花清感颗粒"，广泛应用于临床，疗效颇佳。"金花清感颗粒"是姜良铎起草的处方，经过刘清泉、周平安等几位专家的论证，疗效显著，姜良铎也因此获得北京市颁发的特殊贡献奖。新型冠状病毒感染疫情期间，北京市派刘清泉院长前往湖北省武汉市调研，根据刘清泉院长反馈的情况，姜良铎在北京联合北京中医医院、广安门医院和西苑医院的多位专家一起拟定了防和治的基本方案，即《北京市新型冠状病毒肺炎中医药防治方案》。姜良铎还担任了国家中医药管理局新冠肺炎防治专家组专家、北京市重症患者中西医会诊中医组的临床专家组组长，他的学生王兰主任也是这个专家组的，他们大概每个礼拜都有两个半天专程去会诊危重患者，这项工作持续了几个月才停止。此外，姜良铎还承担多种国际疑难疾病的诊治工作，并担任中央保健委员会会诊专家，为党和国家领导人提供医疗保健服务。

姜良铎对公共卫生事业作出的贡献无疑是令人敬佩的，但他很淡然，认为自己只是做了一名医生应该做的，他常说："公共卫生事件影响群众的健康，作为中医人，积极参与救治，不论过去还是现在都是我的工作，将来只要还能干，估计还得要做。"

三、志存去苦救疾难，安贫律己守恒德

怎样才能当好一名医生，一名优秀的医生应该具备什么样的素质，这一直是我们医学生反复思索的问题。姜良铎结合自身的学习、临床经历，用切身实际作出了回答。

姜良铎从进入北京中医学院至今已经 40 余年了，从 1983 年到现在，他

基本上是以医生的角色活跃，一直坚持在诊疗一线，虽然也参与了教学、科研方面的工作，但始终是以临床工作为主的。姜良铎认为，一名医生，一定要将医疗工作排在第一位，无论其他事务有多繁杂，这一点是必须要明确的。

医生的基本素质有这么几条：第一，要明确自己的职责。医生精研医术，以治病救人为业，学医的最终目的是解除病患的痛苦，这是学医最浅也是最深的意义。正如"大医精诚"所言："凡大医治病，必当安神定志，无欲无求，先发大慈恻隐之心，誓愿普救含灵之苦。"除苦去疾一直是一名医生最重要的职责。学医从来都是以真正解决临床问题为目标的，做医生应始终怀着这样的信念。姜良铎过去在上大学的时候，有写日记的习惯，记录的核心思想就是除苦去疾。姜良铎常心怀救济，他在北京当医生，忙碌之余会回陕北免费给父老乡亲诊治，如果有需要甚至出国出诊。每到一个地方，姜良铎出众的医术、亲和的态度，都赢得人们的一致好评，有国外医院开出优渥的条件邀请姜良铎去国外定居，但姜良铎都拒绝了，认为只有在国内、在临床上、在治病救人中，他的精神需求才能真正获得满足。

第二，学医不应贪求富贵。姜良铎认为医生是一个公益职业，如果只是为了追名逐利，最好不要从事医学专业。他常说："如果学医是想发大财的话，那在诊疗的各个方面，心态、思考的角度就会发生很大的改变，所以说我们当医生的，如果想要发大财，就不要做这个工作了。"曾有一个老乡给姜良铎打电话，询问家中孩子要学中医，学哪一门能赚大钱，姜良铎果断回答他，学哪一门都是不行的，如果是为了挣钱，那么还是不要学医为好。姜良铎也一直以行动实践着自己安贫乐道、一心救济的初心。对姜良铎而言，挣钱并不是一件困难的事情。当初"排毒养颜胶囊"问世，大家都觉得姜良铎作为药方的提供者，一定从中获利很多，然而实际情况却并非如此。"排毒养颜胶囊"的研制是在资金极其困难的情况下进行的，本着发展中医药事业的目的，姜良铎和他的两名学生与云南省原卫生厅的焦家良合作，仅是作了君子协定，并未签订合同，更别谈回报了。"排毒养颜胶囊"的研制在别人看来是个挣钱的大项目，但在姜良铎眼中，他仅提供了一个方子，能够治病救人，能够带动就业、增加利税，这已经是让他十分开心的事情了，至于物质回报，是他从未想过的。姜良铎常说，他在大学、在医院的工作收入已经足够他生活了，没必要挣那么多钱。做研究、做课题、搞开发，让别人知道中医药是好东西，能够促进中医药事业发展就是他最大的心愿了。

做好一名医生是很累的，姜良铎常感叹为医之艰难。他从不劝身边人学医，他的女儿也没有从事医疗相关的事业。但对于已经走在学医之路上的年轻人，姜良铎还是对他们寄予了去苦救疾、持守安贫乐道的期待，真诚地希望能够涌现更多献身中医药发展事业的人才。

四、大慈恻隐存救济，伤患所伤多宽怀

临床上，医患沟通贯穿诊疗始终，影响甚至决定医疗的质量、效率和效益。良好的医患沟通技巧是至关重要的，但纵使大学、医院关于医患沟通做了很多的培训，临床中的医患纠纷问题却并不少见。

在姜良铎的门诊上，医患关系总是十分和谐的，患者们信任姜良铎，尊称他为"姜老"，向他倾诉着身体上、精神上的苦痛，而姜良铎也总带着直爽的笑容，中气十足地以昵称称呼患者，像对待朋友亲人一样。许多愁眉苦脸前来的患者，还没有吃上汤药，就能带着轻松的笑容离去。姜良铎的门诊量是很大的，他总能带着最饱满的热情，尽心尽力诊治每一个患者，照顾到患者的情绪，耐心回答问题，尽量多方面为患者考虑，从不在患者面前表露丝毫的疲倦或不耐烦。对于没有抢到号的老病患，他总是不辞辛劳，为他们加号诊治；对于经济困难的患者，他设身处地为患者着想，让他们上报困难情况，挂抄方号诊疗；对于年老的患者，姜良铎总十分体恤，在临床上尽量照顾，在条件允许的情况下让病重年迈的患者适当优先看病。门诊上经常有迫切希望得到姜良铎联系方式的患者，姜良铎会认真告知对方门诊量大，可能无法在没有病历的情况下准确回忆起每一个患者的情况，在说明后如果还是坚持，他也总是理解患者的迫切将联系方式告知。姜良铎的好医术、好医德让他深受患者信赖，就算结束了门诊，晚上还有很多患者找姜良铎看病，甚至半夜打电话，从不见他有丝毫不耐烦，十分认真地对待，拿出最大的耐

心，这让他的老伴都十分羡慕，姜良铎是真正地把患者当成了亲人。

在过去近五十年的诊疗生涯中，姜良铎治好的患者不知凡几，挽救了不知道多少人的性命，谈起这方面，说都说不完，但姜良铎却不觉得这是什么值得称颂的事情，他认为这只是一个医生应该做的。没有一个医生能够治好所有的患者，面对无法救治好的患者，姜良铎总是十分伤怀，那种眼睁睁地看着患者痛苦却无力施以帮助的感觉是最让他难受的，患者受煎熬，姜良铎也陪着他们流泪。

从自身经验出发，姜良铎认为良好的医患关系在医生方面要做到以下两点：第一，医生要做到一视同仁。医生关注的重点是患者的病情，无论贫穷富贵、身份地位、亲疏远近都应该做到一视同仁，对每一个患者都应竭尽所能地诊治，如此才不愧为医的操守。第二，医生一定要具备同理心。医生要能够站在患者的角度思考，想患者所想、痛患者所痛，设身处地为他们考虑，把每一个患者都当成自己的亲人朋友。不仅要解决患者的身体病痛，更要满足患者的诉求，给予真诚的关爱。姜良铎常说："你掏出真心对人家了，那人家自然也能感受到，能够真正地信任你，医患关系自然就好了。就比如有时候我碰到那种家里条件不是很好，从外地大老远来找我看病的患者，我就主动让他们挂普通号，能帮他们省一点是一点，这就是同理心。或者有时候有的患者对自己的病很在意，心里很焦虑，从言辞之中你就能感受到，这个时候除了治疗身体上的疾病，患者的心理健康也是很需要关注的，你跟他说话态度好一点，多宽慰他一点，让他感觉到这个病没有什么大不了的，帮患者树立战胜疾病的信心，治疗也事半功倍。"朴素的言语中传达的思想是值得所有医学生深入思考学习的。

第二节　为　师

一、承前启后传经典，严学勤训重培养

中医药人才教育以师承教育为主，既往历代名医大家，究其成才之路，都少不了良师的提携。以姜良铎为例，陕西中医学院的郑如海、郭谦亨老师，北京中医学院的董建华老师，都给予姜良铎诸多教诲，足可见在中医药人才的培养中，有良师指引是多么重要的一件事。

姜良铎从博士毕业后，就开始协助董建华院士带研究生，自那时起，他就在研究如何更有效地培养教育学生。经过反复的思考和实践，结合多年跟师学习体会，加之后来姜良铎自己带硕士生和博士生积累的经验，姜良铎提出了一套传统师承、培养中医人才的方法，提倡理论与实践并重。

在理论教学方面，姜良铎重视经典，强调学生一定要有扎实的理论基础。他认为老祖宗传下来的中医经典凝聚着中医文化最核心的部分，是每个中医学子应熟记的。不能掌握理论、了解原理方法，不明白中药方剂、熟记四大经典，便无法辨病辨证，遑论治病救人。充足的理论储备是基础，理论是第一步，也是至关重要的一步，学生在院校学习时一定要稳扎稳打，熟读深思，为医者责任重大，治病救人不容疏忽。姜良铎招收学生的标准是宁缺毋滥，严格要求学生的经典水平。在北京中医药大学，姜良铎是研究生导师里唯一要求考两门课筛选学生的导师，较别的导师多考一门课，考他的研究生是比较困难的。姜良铎从自身专业出发，重视《伤寒论》《温病条辨》的考校，《伤寒论》与《温病条辨》是中医院校本科必学的经典，姜良铎本身作为发热性疾病、呼吸病方面的专家，专业与这两本经典密切相关。如果学生不能通过这两门课程的考试，原则上是不予接收的。姜良铎学识广博，用药用方不拘一格，博采众方，如果学生的基础不稳固，那他也很难学习理解姜良铎

的学术思想，也正因为如此，他一度让学生们更谨慎地报考。在招收学生之外，姜良铎还坚持授课，关注培养学生，在沿袭老一辈先生教学特色的基础上，结合自己的风格，营造轻松舒适的课堂氛围，多用古代医案打开学生的思维。他的医案课程涉及内容广博，他常结合临床医案与同学交流探讨，身体力行地为提高教学水平而努力。

姜良铎从不吝啬分享所学，诲人不倦，将自己多年跟诊所得的临床诊疗经验整理成册，倾囊相授，主编了《国医大家董建华医学经验集成》《姜良铎医案选》《咳嗽从状态论治》《中医急诊学》等 11 部学术著作与教材，足见姜良铎对中医药教育事业之良苦用心。

在实践教学上面，姜良铎强调学经典、重临床、中西医并重。医学生面临着学业、科研、临床多方面的挑战。在学业上，姜良铎以身作则教导学生、弟子们要坚持勤学苦读，除了巩固基础知识，还需多看医书、多学习医案，锻炼临床诊疗能力。姜良铎常用厚积薄发来形容临床诊疗："在给患者看病之前，知识的积累一定要厚，你看别人看病好像简简单单，那可都是下过苦功夫的，不多加学习可能连处方的勇气都没有，没有底气很难敢开方用药。你觉得自己可能已经很努力学习了，但当你真的站在患者面前时，可能会觉得自己还不够努力，临床和书本可不一样，哪里有和教科书一样的患者，你只能多听多看多学多做，时间久了，你才能有点谱了。"除了希望学生学好中医专业知识，姜良铎还希望学生能够重视西医知识的学习。时代进展至今，完全的中医治疗已经无法完全满足现在患者的治疗需求，西医赋予过往典籍里疾病以新的名称、治疗方法。哪怕是在中医医院，看病诊治也离不开许多现代诊疗技术，一些中医力有未逮的疾病也少不了西药的治疗。中西医结合，相互补充能够更好地提高疗效，已是现在的大势所趋。中医学生不能故步自封，囿于传统中医之中，产生"只有中医能治病"的偏激思想，更应该掌握西医知识，以适应医学发展的需求，成为更全面优秀的中医医生。中西医并重学习，涵盖的知识繁杂，学生要有较强的学习能力，姜良铎同样重视学生这方面能力的培养。学生多有专业主攻方向，姜良铎常鼓励他们，先从学好本专业知识开始，不断扩展知识范围。学习应注重目标的制定和时间管理，专注提高学习能力，进而形成良好的学习方式和习惯，培养"用知识"的能力，形成自己的学习方法，提高学习效率。

姜良铎尤其重视临床实践，鼓励学生能够多在门诊、病房跟师学习。门诊跟诊也很讲究技巧，若是只是在老师边上站着，观摩老师诊病用药，能够学到的知识是有限的。姜良铎从自身学习经历出发，强调及时记笔记的重要性。姜良铎在门诊时总会依据患者情况讲解一些病例和知识要点，好记性不如烂笔头，及时整理归纳知识点对进一步吸收有很好的帮助，故而要求学生能够将跟师所学及时记录，与病历参照，供以后翻阅学习，提高效率。除了跟师记录学习，姜良铎还提倡多元化学习模式。比如参与病历书写，尝试对患者辨证论治，对照老师对患者的诊治，学生可以明白自己诊疗的疏漏之处，对病例的学习也能够更加深刻；在门诊抄方学习日久，学生能更了解姜良铎的处方用药特点、常用药物及剂量，裨益自身诊疗技能的发展；门诊量大，对未能熟悉或者具备学习价值的病历，学生可以拍照记录，分门别类或能形成不同病种的处方集，结合跟师所学能有更深的理解。姜良铎常告诫学生要带着问题上临床，不断地提出和解决问题，才能更好地学习。姜良铎对学生的另一个要求是必须经过病房训练。病房不同于门诊，要求医生具备的能力更全面，涵盖收治患者、开医嘱、关注病情动态、处理突发状况等，是对医生综合能力的考量，在病房历练可以说是成为合格医生必须经历的阶段。姜良铎很重视在病房中培养学生，经常带着学生查房，在实战中训练学生，与学生分析病历，鼓励学生开阔思维。在与学生进行学术讨论时，遇到不同的观点，他也能兼听并蓄，与学生一起共同探讨学习。虽然姜良铎退休后已经很少去病房教学，但是依然强调病房教学在对学生培养中的重要性。他常说："任何一个研究生到我这儿要毕业，必须保证至少有两个月完整在病房工作的经验，不然我是不能同意他毕业的。因为作为医生，你如果不做住院医生，把一个病的全过程研究透的话，你永远成不了气候，说实话，将来就算培养出来也当不了主任。我的学生，目前大多数是科室主任，就是因为他被培养出来了，具备这个能力了。"

二、兼听并蓄善引导，传承师承桃李芳

姜良铎感恩老师们给予他的教诲，希望能够通过自己的努力为中医药事业的发展承前启后，输送优秀的中医药人才。在教育上，姜良铎言传身教，他对学生的要求，往往也是对自己的，以身作则，潜移默化地引导学生积极学习，同时还善于启发学生，从临床实际案例出发，鼓励学生发表个人观点，引导学生提出问题并围绕问题进行深入研究，常能让学生获益颇多；在学风上，他艰苦朴素，从不花时间在玩乐享受上，投身于临床工作；在工作上，他严格要求、一丝不苟，总是反复思考，常教导学生要敬畏工作、认真工作；在学术交流上，他总能引经据典，无论是经典理论还是临床诊疗，总能侃侃而谈，表达自己的想法，展现中医药的魅力。与学生交流，他不提倡"一言堂"，总是能够与学生一起探讨，鼓励学生畅所欲言，是真正的良师；生活中，他又是学生们的益友，是个十分开朗豪爽的人，很少摆架子，总是带着大大的笑容，在说话的时候哈哈大笑，和学生们打成一片。学生们都很敬佩姜良铎，在他的影响下认真向学，以姜良铎为目标努力。

几十年来，姜良铎致力于培养中医药人才，现在他已经是第五批全国老中医药专家学术经验传承指导老师，北京市第四批老中医药专家学术经验传承指导老师，北京中医药传承"双百工程"指导老师，"211工程"重点学科中医内科学学科带头人，国家中医药管理局重点学科呼吸热病学科带头人，为中医药教育事业作出了极大的贡献。姜良铎教导出的学生、弟子也都十分优秀。姜良铎诲人不倦，指导弟子上百名，在东直门医院自1991年招收学生起，至2010年已培养了三十多名硕士，四十名博士，桃李芬芳。姜良铎同时也招收传承弟子。其中，2012年至2015年共招收"西学中"弟子五名，分别为班承钧、张黎颖、汪雯、王海燕、杨翠。2011年至2018年，招收"双百"及师承弟子五名，蔡阳平、王兰、徐红日、赵丽萍、吴彩军。培养国家级师承弟子，第四批全国老中医药专家学术继承人邱新红、杨华升，第五批全国老中医药专家学术继承人康雷、王春勇，第六批全国老中医药专家学术

继承人刘涓涓。2018 年优才拜师，招收贾爱明、崔霞、吕冠华。其中多已成长为主任级别的好医生，也不乏青年名中医，向社会输送了一批优秀的"主力军"，立德树人，无私奉献，以实际行动极大地促进了中医药事业的发展。

而今姜良铎为了更好地实现经验传承，成立了名医传承工作站，工作也多由其弟子主要负责。北京中医药大学东直门医院急诊科的王兰主任，是工作室（站）主要负责人。北京中医药大学东方医院呼吸热病科的张晓梅及张永生副主任医师、肾病内分泌科的泰英副主任医师，首都医科大学附属北京地坛医院的张黎颖主治医师负责病历录入，医案整理，协助著作编著等。北京中医药大学东直门医院的姜尚上医师负责网络管理部分。工作室围绕姜良铎的理论继承传播做了非常多的工作，开办讲座、书写专著论文、进行理论研究，取得了良好的反应和成果。

第三节　为　学

一、跟师抄方善思辨，熟学经典勤实践

时至今日，姜良铎依然以学为乐，对临床及科研怀有极大的热情，对他而言，临床就是他的生活，看病更是他的兴趣，他从不囿于过往或者现下的荣耀，而是更期待未来，期待学习更加透彻的中医理论，熟悉更多的疑难杂病，为更多的患者解除痛苦；期待钻研更多经典的奥妙，坚持研学以发掘中医经典中更多隐藏的"宝藏"，裨益中医理论的传承创新，便利更多中医同道者的临床工作；期待中医药事业与知识经济深入结合，通过自己及同行们的努力为中国经济与人类健康作出更大的贡献。

信念所趋，兴之所至。姜良铎始终坚持钻研学问，在临床工作的学习上，他刻苦钻研，嗜学不厌，重视艺德双修。回顾过往的学习生活，谈及临床学习，姜良铎强调，一名医生应该坚持抄方学习。提起这抄方，姜良铎称其为

一件"简单事儿",又是一件很难办到的"简单事儿"。抄方必须有个笔记本,常跟常记,多学多思,才能进步。姜良铎认为,跟师抄方是临床医生学习的最佳也是最必要的途径,是不可避免的途径。不多跟师,不习抄方,一不小心便容易陷入理论通而看病难的窘境,即所谓的"纸上谈兵"。这在实际的医生培养中是不少见的,许多实习医生谈及原理总能侃侃而言,引经据典,实际运用上却常连诸如感冒之类的小病的遣方用药都错漏百出,甚至畏惧用药,这都是平常未锻炼开方能力,只重视埋首课本之故,这样的医生是难以承担临床工作的。正确的学法是要静心专心,踏踏实实地跟老师抄方学习,勤奋跟诊,注重临床。抄方并不只是抄写下来就够了,要反复学习研究,搞透处方里的道理。

抄方是为了培养临床能力,是临床诊疗的缩影。姜良铎是很注重临床的,他常说"患者是他最好的老师",对于临床,他始终怀着敬畏之心,重视临床的记录。姜良铎在"医师宝"专门建立一个"大病历"专区,记录每次出诊所诊疗患者的基础信息、来诊日期、病历、处方及舌象照片等,同时还打印出诊当日所有患者的处方信息。这都是姜良铎的"宝贝",他下了门诊,闲暇之余就会翻阅这些档案,总结临床经验以及梳理处方信息,审视自身不足,结合经典继续深入学习。

临床实践需要结合经典学习才能更明白方义,通透方理。无论是抄方还是学习经典都是为了服务临床工作。过去中医常说"学经典、做临床",现在姜良铎认为要"做临床、学经典",并笑称其为学习的"秘诀",即在具备一定经典能力,掌握疾病的综合情况、病因病机后,更强调临床工作的重要,从临床实际出发,带着临床问题研学经典、理解经典,思考如何将临床实际与经典挂钩,让经典与临床相互"沟通",如此才能实现能力的进一步提高。"做临床、学经典"既重要又困难,只有真正成为医生,积累丰富经验,才能理解疾病、理解经典,才能真正去搞懂临床。在这个方面,姜良铎谈及了当年董建华老师和他说过一句让他一辈子记忆深刻的话:研究中医而不做临床,最终会走上反对中医的道路。这句话是非常有哲理的,为什么?因为中医所有的理论都是为了指导临床诊疗、从临床中总结而来的,姜良铎拿"肺主皮毛"作喻："你要是不看病，你哪知道'肺主皮毛''肺与大肠相表里'是什么意思？皮肤和肺没有直接的联系，怎么就说它主这个，研究起来就会认为理论太空洞，所以就反对中医。事实上'肺与大肠相表里''肺主皮毛'在临床上是很多见的，很多皮肤的疾病都和肺气不通、肺气虚有关系，而好多肺上的疾病，比如肺炎，我们用肺肠同治法，疗效很好，这样就很好理解，而离开临床的话，你就理解不了这个，你觉得肺是肺，肠是肠，中间又没有必然的联系。"不深入临床，不将经典结合临床实际运用，就很难理解经典中蕴含的道理。故而专注临床，从临床中总结经验，提出问题，并研学经典答疑解惑，既可理解经典又可促进临床能力的提升，以应对更疑难的疾病，而疑难杂病又可产生更具有研究价值的问题，促进对经典的深入学习，由此可成良性循环，无论是经典的阅读理解还是临床诊疗方面的能力都能得到提升。

姜良铎对知识的渴求是无穷尽的，先后师从姜纯禄先生、张学文教授、郭谦亨教授、董建华教授学习，其间也跟随多位老教授抄方，通读各大经典。姜良铎虚心嗜学，从不懈怠，虽学习范围繁杂，却能理清思路，博采众长，从不偏听一家理论、拘泥于一家之言，不将自己框在一种疾病或一类疾病之中，而是从百家之长，通学各家理论，取其精妙之处，化为诊病妙方，在看病中学习，不断进步，并能从中总结经验，实现理论创新，总结出自己的理论经验，成为一名全面的全科中医。姜良铎也很注重西医知识的学习，纵使他的中医功底已经很深厚了，他从不觉得中医能够解决一切疾病，而是很客观公正地评价中医诊治的疗效，肯定西医的长处，并与时俱进，中西医并重。姜良铎常说，临床上是没有按照中医、西医分配患者的，当医生的要尽量做到全面，这样才能应对临床上的各种问题，真正做到对患者负责。其次在疗效上，姜良铎认为中西医是可以互补的，二者各具优势，纯中医或是纯西医都不如中西医结合产生的疗效好，中西医结合是大势所趋，也是中医焕发新光彩的关键。姜良铎在门诊上，除了熟练地进行中医诊疗，面对患者带来的影像学照片，常能结合报告，自己审片观察分析；他熟知各项检查标准，面对患者的诉求，能从疗效出发，结合西医知识客观地给予诊疗意见，具备良好的西医诊疗能力。患者总是叹服姜良铎之全面，信任姜良铎的医术，因而求医者众多；弟子也敬佩姜良铎，以其为榜样不断研学。门诊的氛围总是积极的，姜良铎总能带给身边的人正能量。

二、精专临床勤科研，研学善思促发展

现代社会对医生的要求是多层次的，除了高超的临床诊疗技能，还要具备科研创新能力。科研是十分重要的，是阐述中医客观机理、挖掘中医医疗潜能的重要一步，也是对经典继承创新的重要一环。科研能力的发展离不开临床，科研与临床是相互促进、相互发展的，这种关系很类似哲学所说的实践与认识的关系。科研基于临床，临床是科研产生的源头、动力，临床诊疗发展至今仍然面临许多亟待解决的方面，在这些方面，光靠医生提高临床能力所能解决的问题是有限的，要求更多的是医学层面的发展，理论或技术等多方面的提升，这就是非科研所不能办到的。科研不能脱离临床而进行，科研的目的是临床，一切研究如果不能服务于临床，便如同纸上谈兵，是没有意义的。故而科研与临床对于医生来说是必备的两方面素质，是相辅相成、至关重要的，做好医生要兼顾临床与科研。在这一点上面，作为首届中医硕士、博士的姜良铎当然不遑多让。姜良铎善于学习思考，从临床亟待解决的方面出发，不断提出科学问题，并通过研究解答问题，产出丰硕成果，其在科研上的成就是十分卓越的。

临床与科研相辅相成，故而在科研的学习上，姜良铎认为丰富的临床诊疗是必不可少的，同时在临床上要学会质疑、提问，绝不敷衍每一次疑惑，从自己感兴趣的方面、想要解决的问题出发，培养解决问题的能力。院校教给学生的知识是最基本的，学生更多的是要自主学习、自主提升，坚持发展进步的信念，抱着对医学、科研、临床的热爱，严格要求自己。同时，科研要求静心专注，学习繁杂艰涩的原理知识，忍耐所有的枯燥过程，以认真严谨的态度一丝不苟地去完成每一件事，这是一个非常漫长的过程。科研同样也是美妙的，纵使过程可能历经"千难万险"，但收获成功果实的那一刻，

其中的快乐和成就感也是巨大的。

姜良铎在科研上的勤奋探索让他成果颇丰。他基于自己丰富的临床经验，与弟子一起不断探索，研发"排毒养颜胶囊""水苏冲剂""胚芽滋养胶囊""肠内美人"等疗效显著的制剂，裨益医疗，造福众多患者。1986年，姜良铎主导的"风温肺热病辨治方案及证候疗效评分法"获卫生部重大科技成果奖，"董建华教授热病全病域论著诊疗系统软件"获北京中医学院科技进步奖三等奖，"急性热病辨证规范的临床与实验研究"获北京中医学院科技进步奖二等奖；其主持研究的"中医药治疗病毒性下呼吸道感染的研究"1999年获北京中医药大学科技进步奖一等奖，2001年北京市科技进步奖三等奖；"宣肺解毒通络法对慢性支气管炎缓解期作用机制研究"获2002年北京中医药大学科技进步奖二等奖。成果获奖颇多，主要包括卫生部重大科技成果奖1项，北京市科技进步奖一等奖1项，北京市科技进步奖三等奖2项，中华中医药学会科学技术三等奖2项。

在理论成果方面，姜良铎多年跟师抄方学习，并自己长期勤耕不辍从事临床，在发热性疾病、呼吸病、老年病、脾胃病、肝病及内科疑难杂病的诊疗方面有着丰富的临床经验，并逐步形成了自己的学术观点。在外感病治疗方面，他提出了"外感病的内伤基础"，论述了单纯内伤病证、外伤病证的特点，两者的相互作用、辨识及处理原则。治疗上面主张祛邪为先，合用清、透、下三法，选用佐使药物治疗兼夹症，重视气机的调控。在肝病治疗上，提倡扶正与祛邪并举，调治结合，重视生活调理，主张劳逸结合，摄生调养。重视排便、情绪调控，临床上疗效显著。此外，姜良铎基于诊疗经验以及理论研究，提出了"循病从息论态，综合施治"理论、"通则不病，病则不通"的生物管道学说、"中医微生态理论思想，"构建"两纲三态六要"的急诊危重病辨证论治体系、"从态论治"理论体系。在学术创作上，姜良铎主编《国医大家董建华医学经验集成》《姜良铎医案选》《咳嗽从状态论治》《中医急诊学》等学术著作与教材11部，发表学术论文100余篇。

第二章 临证思维

第一节 从态论治

　　姜良铎临证的核心观点就是"从态论治"。状态医学是应用系统学的研究方法，研究人体的健康状态、疾病状态，以及状态形成、两者之间转化与调控规律的学问。其要素主要包含两方面重要内容：一方面是主要源于中医的智慧积累，包括整体、经验、定性的描述，另一方面主要源于西医的研究成果，包括局部、定量、精细的描述。通过系统论的思维，使传统医学与现代科技相结合，推动医学对人体的研究达到新的高度。同时还应该学习社会医学、公共卫生学、心理学等学科知识。

　　对于"从态论治"，姜良铎概括道："什么是从态论治呢？人体的状态是非常复杂的，受体质、年龄、性别、环境、季节变化、心理、社会等多种因素的影响，任何单一的因素都难以准确描述人体当前的状态。我在临床上发现，咱们现有的对疾病和健康的描述已经不能够适应人体变化多样的状态了，所以我在临床诊疗过程中常常就需要从患者当前的状态论治，全面获取患者的生理病理信息，结合患者的体质、心理状况等因素综合分析，最后整体治疗，用多因素干预治疗。"由此可知，"从态论治"在诊疗疾病的过程中主要强调以下几点：①全面获取信息：把握诸多病患相关因素，包括体质、舌脉、气血阴阳状况以及西医的生理、病理等在内的整体状态，同时了解患者的体质、所处的外界环境、心理状况以及各种干预措施的影响。②综合分析：应用生理、病理学知识，对疾病形成过程进行整体分析和多因素分析，明确其当前状态，预知其状态演变趋势，了解诸多病患相关因素，从而全面准确地理解疾病。③整体治疗、多因素干预：针对疾病特征整体治疗，运用多种有效手段，多因素干预。

姜良铎根据疾病的特点，按照临床的具体应用，把状态医学研究的每种疾病的病机概括为三个部分。第一病机，又称为核心病机、当前病机，主要研究疾病当前由主要矛盾所主导的疾病发生、发展、变化规律的基本病机。第二病机，又称基本病机，主要研究疾病发生的基础，即造成患者机体发病的必要基础和背景，这一部分主要研究在患者原有体质基础上所体现出来的疾病的特殊背景内容，是疾病发生的基础，也是疾病发展变化的根据。第三病机，又称为潜在病机，或者称为态势病机，重点研究疾病动态发展的方向和疾病演化传变规律的相关内容。运用三部分病机进行立法处方，可以解决疾病的当前矛盾、基本矛盾和潜在矛盾。

以新型冠状病毒感染为例，从状态辨其病机，姜良铎认为，无论是轻、中、重还是危重型的新型冠状病毒感染，在病情进展过程中，气不摄津、气不行津的病机始终存在，同时这也是病情转变的关键，即新型冠状病毒感染的核心病机；潜在病机是可能出现气随津脱、气阴两伤的难治证候；当前病机是根据患者就诊时的状态分析其存在的病机。审清病机则治疗明，据此姜良铎提出新型冠状病毒感染总的治疗原则应为"清、透、下"，祛湿、分清、泄浊，以补虚贯穿始终，并需防治肺痿。

第二节　学术渊源

"从态论治"学术思想，依托于姜良铎深厚的中医学背景知识。姜良铎青少年时期就师从同家祖父姜纯禄习医而启蒙，背医术、抄验方、采中药、治病患，令其对中医有了初步的了解和感性的认识。高中毕业后，他在当地县药材公司有 3 年的工作经历，识药材、辨药性，为后期对中药药性的深刻理解打下了坚实的基础。后来在陕西中医学院本科的学习、留校任教的经历，以及作为全国首届中医硕士研究生，师从郭谦享、张学文研学中医急症、温病学、疑难病、伤寒学等领域的知识，为姜良铎奠定了坚实的理论基础。1983年，姜良铎作为中医首批博士，师从著名中医学家董建华，研学中医温热病及脾胃病，为其学术造诣的提升奠定了坚实的基础，为学术提升打开了巨大的空间。

"从态论治"学术思想，离不开姜良铎个人丰富的医疗实践经验。姜良铎行医50余年，临证数十万例，在发热性疾病、呼吸病、肝病、老年病及内科疑难病的诊疗方面有丰富的经验且疗效突出，素以解决疑难病而闻名，擅长制订医疗决策和健康计划。在应用中医药干预治疗过程中，逐渐形成了独到的"从态论治"学术思想，并以此来指导医疗实践，取得了卓著的临床疗效。

"从态论治"学术思想，也是姜良铎名家研究室、名老中医工作室和名医传承工作站（简称"两室一站"）的核心学术思想。2015年开始建设北京中医药薪火传承"3＋3"工程姜良铎名家研究室、姜良铎名老中医工作室和名医传承工作站，使"从态论治"学术思想升华到了新的局面。姜良铎桃李满天下，培养的学生100余名，大家深入实践姜良铎"从态论治"临床经验、学术思想，定期研讨"从态论治"技术路径和技术内容，逐步丰富和完善了这一学术观点。同时，建立了热病、内科急症及疑难杂病"从态论治"的学术研究梯队，对姜良铎临床确有疗效的方剂应用细胞学和分子生物学方法进行研究，探讨作用机制，开展"从态论治"的基础研究工作。

一、"从态论治"思想的经典著作渊源概要

姜良铎的"从态论治"学术思想，是建立在传统中医学经典理论的基础上，吸收历史著作和名家精华凝练而成的。

《黄帝内经》是姜良铎"从态论治"的理论基石。中医是以《黄帝内经》为基础建构的，《黄帝内经》作为中医理论整体观念的核心内容，贯穿理论体系始终，指导中医认识人体，渗透于疾病的诊断和治疗中。中医对人体健康状态和疾病状态的治疗，充分考虑天文、地理、气象、社会等因素对

人的影响，不但重视形体的病证，也重视"离绝菀结""忧恐喜怒"等精神心理因素的作用，构筑了"环境—形神"医学模式。如《素问·八正神明论》说："凡刺之法，必候日月星辰，四时八正之气，气定乃刺之。"所谓"下知地理"，《素问·异法方宜论》指出："故东方之域，天地之所始生也，鱼盐之地，海滨傍水。其民食鱼而嗜咸，皆安其处，美其食。鱼者使人热中，盐者胜血，故其民皆黑色疏理，其病皆为痈疡，其治宜砭石。"所谓"中知人事"，《素问·疏五过论》亦提出了医事的"四过""五德"，指出医生不仅要精研医术，同样要通达人情事理。总之，《黄帝内经》认为人体是一个有机的整体系统，人与自然、社会又构成一个大的整体系统，人体的健康受到以上诸多因素的影响，因此治疗上也要全面考虑影响人体的诸多因素，辨识患者所处状态，综合治疗。

《难经》亦是姜良铎"从态论治"的理论基石。《难经》首创原气学说，三焦为原气通道，反映它独特的整体生命观。《难经·六十六难》曰："……三焦所行之俞为原者，何也？然，脐下肾间动气者，人之生命也，十二经之根本也，故名曰原。三焦者，原气之别使也，主通行三气，经历于五脏六腑。原者，三焦之尊号也，故所止辄为原。"《难经·三十一难》曰："三焦者，水谷之道路，气之所终始也。上焦者……主内而不出……中焦者……主腐熟水谷……下焦者……主分别清浊，主出而不内，以传道也……"同时，《难经·三十八难》说三焦"有原气之别焉，主持诸气"，认为原气是生命的根本，命门为原气之所系，三焦为原气之别使，十二经原穴是原气留驻的处所，从而构成了以原气为中心，以三焦为原气通道，原气通过三焦导引，运行布达于周身，发挥其生理效应的独特理论体系。姜良铎以此立论，治疗重视三焦气化功能，形成"从态论治"的独到治疗入手点。

《伤寒杂病论》是姜良铎"从态论治"的实践指导。东汉张仲景所撰写的《伤寒杂病论》是一部理论与临床密切结合的中医经典著作，建立了辨证论治体系的基本框架，成为中医临床医学的重要源头。在《伤寒论》序言中有："勤求古训，博采众方，撰用《素问》《九卷》《八十一难》《阴阳大论》《胎胪药录》，并平脉辨证，为《伤寒杂病论》，合十六卷。虽未能尽愈诸病，庶可以见病知源，若能寻余所集，思过半矣。"可见其学术体系的构建以前贤经验为基础，注重对"病源"的探索和整体把握。考察《伤寒杂病论》研究疾病的模式，张仲景开创了独特的"六经"整体辨证治疗体系和"脏腑病、脉、症"局部辨证治疗体系两种模式。即张仲景研究治疗疾病，重视在"六经"整体模式下考察当前病证的状态，重视各个脏腑和疾病的独立特征。这种整体与局部相结合的思维模式，经过后世医疗实践证实，对全面认识和把握疾病状态，从态辨治疾病有着非常重要的指导意义。

《备急千金要方》是"从态论治"的具体实践体现，也是姜良铎"从态论治"思想的重要依据。孙思邈，唐代著名医药学家，后世尊为"药王"，品性高雅，博学多闻，对诸子百家以及佛、道典籍无不通晓，知识渊博，学养深厚。一生著作甚多，最著名的是《备急千金要方》和《千金翼方》，书中对中医基础理论和临床各科都作了系统论述，是古典医籍中的巨著，是研究唐代医药学的珍贵资料，也是研究中医的重要参考文献之一。孙思邈重视人的整体性，强调在治病养生活动中的整体调整、综合治疗。例如《备急千金要方》中以脏腑虚实为辨证体例，把内科病以心、肝、肺、脾、肾五脏，胃、大肠、小肠、胆、膀胱、三焦六腑分类，每类按虚、实、寒、热立论处方，一病立多方，以便治疗时依据患者状态随证选方。另外，他还将张仲景的"经方"依据患者状态灵活变通，两三个经方合成一个"复方"，以增加治疗的范围，提高治疗的效果。同时孙思邈又长于用针、灸之法。《备急千金要方》《千金翼方》中提道"食疗而不愈，然后命药。""药食两攻，则病无逃矣。""汤药攻其内，针灸攻其外，则病无所逃矣，方知针灸之功，过半于汤药矣。"认为许多疾病的治疗必须同时应用多种疗法才能见效。孙思邈还在综合调养方面单独立论，具体分为"养性""居处""按摩""调气""服食""杂忌"等专题，作为生活指导提供了必要的生活禁忌知识和切实可行的养生方法。无论是在养生还是治疗方面，孙思邈都从多因素考察病因，多手段干预疾病，全面提高整体健康，成为姜良铎"从态论治"具体医疗实践最有益的借鉴。

补土学派的学术理论充实了"从态论治"学术思想。李东垣作为补土学派创始人，精研典籍，通过长期的临床实践，形成了独特的理论体系。"内伤脾胃，百病由生"是李东垣学术思想的基本论点，其著作《脾胃论》《内外伤辨惑论》《兰室秘藏》都贯穿着这一论点。如《脾胃论·脾胃虚实传变论》中所论："脾胃之气既伤，而元气亦不能充，而诸病之所由生也。"姜良铎站在"从态论治"的角度提出的"外感病的内伤基础"命题，无不闪烁着补土学派对人体疾病认识的精华。

攻下学派的学术理论是姜良铎"从态论治"学术思想的补充。攻下学派的代表医家张从正主张以下为补，完善了张仲景通降胃肠的治法。他长于用下法治疗胃肠疾病，在《儒门事亲·推原补法利害非轻说》中曰："善用药者，使病者而进五谷者，真得补之道也。"姜良铎的"排毒"与"通补"理论亦深受启发，从中获益良多。

温病学派的学术思想是姜良铎"从态论治"学术思想的重要源泉。清代温病学派主要代表医家叶天士，继承先贤理论，阐明了三焦所属脏腑在温病病程进展中的病理变化，并以此概括证候类型作为辨证施治的根据，创造性地把三焦辨证与卫气营血辨证有机结合，运用于温热病的辨治中，构建了温病辨治体系的大框架。姜良铎在攻读硕士、博士期间的导师均是温病大家，他对温病的研习亦十分深入，所以对三焦理论的认识和理解可谓精细而深刻，并由此立论，治疗中重视三焦气化，形成"从态论治"独到的治疗入手点。另外，在治疗的思路上，他也深受叶天士强调的"初病在经，久病入络""络以通为用"原则影响，提出"通补理论""通则寿，畅则康"的独到健康观念。在具体用药风格上，遵循叶氏的"脾胃分治，甘润养胃"疗法，强调治疗过程中，用药甘润以养胃，固护胃阴为要。这些都源于温病学派的智慧。

二、"从态论治"思想的相关医家的观点概要

（一）岳美中治病整体辨证与专病专方相结合理论

岳美中教授是我国当代杰出的中医药大家，享誉海内外。岳美中教授学识渊博，学验俱丰。他认为《伤寒论》的主要特点在于从时间、空间立论，把疾病分为三阴三阳，整体把握疾病的传变过程，治疗上首重"扶正祛邪"；《金匮要略》的最大特点是按病用药，专病专方专药，更具针对性。岳美中教授指出，辨证论治遵循"因势利导"之法。药随证转，过与不及皆非其治，懂得了这个道理，医术自可精进。在临床上，岳美中教授治学严谨，讲求实际，谈医不流于空泛，论治不流于粗俗，笃信医疗实践是检验真理的客观标准，主张辨证论治与专病专方专药相结合，强调人与自然是统一整体的学术思想，与"从态论治"的整体与局部观点暗合。

（二）董建华治病整体调畅气机理论

我国著名中医、北京中医药大学董建华教授论治疾病重视整体气机。他认为百病生于气，辨证注意分析气机，立法重视调畅气机，用药谨防阻遏气机，从而形成了较为系统的调畅气机的理论体系。董建华教授认为，人身内外上下无不存在着气机，表现为升、降、出、入四种形式。它不仅是脏腑的功能活动，也是病理的表现形式。气血盈虚失常、升降失调可以致病；七情内郁、六淫外伤、饮食劳役亦可致气机逆乱。一旦气机失调，则气、火、痰、湿、瘀相因为患，所谓盛则郁、虚亦滞、逆为病、顺即平。董建华教授调畅气机重视三点：一是熟谙脏腑气机特点。如肺之宣发肃降，用药宜轻；肝之升发疏泄，务使条达。二是注重调肝。董建华教授认为，在生理条件下，气机升降，脾胃为枢；在病理条件下，气机怫郁，以肝气为首。如肝郁化火犯肺、肝郁化火上扰心神、脾虚肝木乘之、肝郁膀胱气化不利等，无不与肝气有关。三是调气不忘和血。一般而论，初病在气，以调气为主；久则入络，

必佐以行血之品，才能使气血流畅而郁解。"从态论治"中从三焦元气为入手点就是受董建华教授调畅气机理论的影响形成的。

（三）刘渡舟治病运转整体枢机理论

我国著名中医、北京中医药大学刘渡舟教授论治疾病重视整体枢机的运转。他认为人体气的升降出入是脏腑功能的反映，由脏腑功能维持，其中与肝胆脾胃功能的关系尤其密切。肝胆是气出入的枢纽，脾胃是气升降的枢纽。脾胃同居中焦，以膜相连，脾主升，胃主降，故脾胃是气升降之枢纽。胆主少阳春升之气，胆气运行的特点是"发陈"，阳气初生，由里向外；肝为厥阴，阴气初生，由外向里。胆气出，肝气入，故二者为气出入的枢纽。肝、胆、脾、胃四个脏腑的气机正常，则一身之气得以调畅；如果四个脏腑的气机失常，则一身之气皆有可能受到影响。另外，肝、胆、脾、胃的枢纽作用也常受到其他脏腑病变的影响。医生在治疗疾病时，要注意脏腑特性，治疗应顺从其性，促进恢复气的升降出入。刘渡舟教授善于用运转枢机法治疗多种疑难杂病，指出善治病者重视调气，善调气者重视调畅肝胆之气和脾胃之气。运转枢机、疏利肝胆、调理脾胃是治疗疾病的重要途径。无论何种疾病，无论病情多么复杂，寒热夹杂，虚实错杂，表里不和，上下不通，状似疑难杂病，但只要肝胆枢机运转、脾胃升降恢复，病自向愈。"从态论治"调畅三焦元气理论，与调整肝胆枢机在立法和处方上都有诸多类似之处。

（四）邓铁涛五脏整体相关理论

中医五脏相关理论由我国著名中医邓铁涛教授在1988年正式提出，并于2005年开始立项，研究中医五脏相关理论的继承与创新。邓铁涛教授认为，五脏相关理论是建立在中医整体观的基础上，运用中医独到的五行学说，研究脏腑之间相互关系的理论。五脏相关理论，主要落实于藏象学说，运用中医整体观念与五行学说，指导临床治疗用药，是经历无数医疗实践提炼出来的理论升华。运用五脏相关理论指导医疗实践，尤其是对于疑难病的辨证论治，有着极其重要的指导意义。运用五脏相关理论基于整体研究疾病比独立研究单个脏腑的疾病更具优势，更能适应复杂病证的处理。邓铁涛教授和他的学生们已在心脾相关、肝脾相关、脾肾相关等两两相关的子系统开展了一系列研究，并且在许多难治疾病，如心理应激性疾病、肝硬化失代偿期、重症肌无力、运动神经元疾病的辨证治疗中起到了良好的指导作用。这与"从态论治"的整体动态辨证又有诸多合拍。

（五）周仲瑛从中医整体观论治疾病理论

周仲瑛教授为全国名老中医，擅长治疗疑难杂症，多获良效，且临床用药独具特色。周仲瑛教授临证强调中医学整体观的内涵之一就是既治病又治人，重视体质与疾病的关系及患者的个体差异性，突出以治人为主的学术思想。周仲瑛教授认为，在整体观的基础上，需要动态把握脏腑之间的关系和联系。脏腑是密切联系的一个整体，相互生成、相互制约。在病理状态下也往往互相影响，彼此传变，合并为病，故《难经》就有上损及下、下损及上之论。临证应脏腑分治，特别要重视整体治疗。具体说就是：一是要辨明原始病变的主要脏器；二是要了解在病变发展过程中，哪几个脏腑乘侮同病；三是注意区别因果主次和疾病的特异性，从而更好地从整体治疗着眼。这与"从态论治"的核心思想是如此类似。

总之，历代中医临床大家的学术见地，是在临床诊疗中积淀下来的；他们的临床经验之宝贵，值得我们深入学习和体会。基于这样高的学术层次，他们对中医理论的宏观理解也就更加深刻。通过以上梳理，我们发现他们在处理慢性病以及复杂疾病的过程中，最终客观上都会强调处理"整体"和"局部"矛盾，而且在如何纠正人体"病态"的过程中，不约而同地选择了从"整体"出发解决"局部"，这同"从态论治"的学术思想有着非常明显的一致性。

第三节　诊疗特点

一、从态论治的诊疗特色

姜良铎强调，信息采集是"从态论治"的要领，正确采集和处理各种信息是识别状态的根本方法。

（一）信息采集要全面完整、重点突出

姜良铎提出，片面的信息容易以偏概全，导致对状态的了解不完整。人体的状态是复杂的，受体质、年龄、性别、环境、季节变化、心理、社会等诸多方面的影响，任何单一的信息都难以准确刻画人体的状态，故而临床治疗要认识疾病，直至达到完全理解疾病的程度，必须获取尽可能全面的信息。在信息的采集上，要注意以下几点：①根据时令气候信息来认识状态。②根据所处环境信息来认识状态。③根据患者的体质信息来认识状态。④根据生活起居、饮食习惯信息来判定状态。⑤根据情志信息来判定状态。⑥根据经络及耳穴的测定信息来判定状态。⑦根据患者的服药信息来判断对状态的影响。

同时，由于临床资料的丰富性和检查手段的多样性，我们要面对大量的信息，必须要围绕疾病的特点以及治疗，重点收集有意义的治疗信息。抓住有辨证意义的信息是最关键的一步，否则海量的信息等于没有信息。例如，睑结膜发红的症状，西医或将其诊断为结膜炎，中医则依托病机将之诊断为肝火旺盛证。我们采集的信息需要围绕患者当前的状态，即肝火旺盛的状态，继续完善包括口苦的有无、舌苔的黄白、情绪是否焦躁、大便是否干结等信息，从而来完成诊疗过程。再如，临床中，女性四末发凉，伴呼出灼热气息，中医依托病机诊之为典型的外凉内热。我们需要收集相关信息来佐证中医

"外凉内热"的病机判断，也需要收集信息来除外其病机不是由"脾肾阳虚"等其他原因导致的四肢不温。总之，我们采集信息要围绕疾病有针对性地重点采集，才可以提高效率和准确性。

（二）信息采集要重视整体、局部信息

采集定性整体信息是中医所擅长的。中医积累了 2000 多年的临床经验和论著，擅长运用中国特有的气血论、阴阳五行理论和中医的四诊手段采集信息，并通过八纲、脏腑、经络模型对疾病进行概括和描述。当然，定性信息的采集不是中医专有的，这是经验丰富的临床医生（无论是中医还是西医）的专长，因为有着丰富临床经验的高年资临床医生，常常具备直观综合判断患者的能力，有时仅仅需要看上一眼，就对疾病有了整体的判断。

具体的检查和检验为医生经验定性判断提供更为精准的、局部的数据支撑。随着现代科技的进步，越来越多的技术方法和设备器械可以来帮助我们描述复杂人体的某个部位、某个时间下的功能状态。所采集的数据是对疾病状态客观的定量、精确的描述，虽然这些信息数据是整体状态在特定时相、特定角度、特定层面的局部、即时、片段的信息内容。我们要充分借助这些技术手段采集疾病相关的信息，包括物理、化学的检查分析，功能、形态经超声、核磁、放射线、核素等辅助设备所得出的局部、定量、精细的客观信息，结合西医生理、病理学知识，从细节上精准地把握患者的整体状态。

（三）信息采集要高度重视患者的主观感觉

患者的主观感觉包括患者的主诉及相关内容，是患者感受到的自身躯体的不适，是其对自身不平衡状态的描述，是其目前最亟待解决的临床诉求，也是"从态论治"重要的信息来源。姜良铎强调，病历信息的采集和记录，是临床工作重要的一部分，这些资料对治疗有着非常重要的意义。特别是"从态论治"的角度，患者的主观感觉信息对疾病状态的判定更是非常重要的依据。

临床应用上，我们要重视患者的主观感觉，总结成六字诀：感觉、理解、

解决。即通过患者的描述，体会患者的痛苦感觉，进而理解患者，最后用中医理论和方法解决患者的痛苦。有的医生对患者的感觉重视不够，尤其是当各种检查正常时，对患者诉说的痛苦感觉非常冷漠，认为患者的病痛是心理问题，是凭空想象出来的，甚至是伪装的，不予理睬。事实上，患者的主观感觉就是疾病的表现，不要认为客观检查结果阴性就没有疾病，患者感觉到的症状后面往往隐藏着重要的信息，要把症状上升到信息的高度来认识。患者诉说的感觉可能有临床价值，当然也可能没有临床价值，这需要医生用知识理论和临床经验去分析判断，从专业的角度去理解疾病的表现，这部分的信息采集必须重视。

（四）信息采集要动态、综合地汇总分析

收集信息时要注意信息的因果交错和复杂性。临床中常常会出现一因多果，多因一果和多因多果。姜良铎强调对信息要进行综合分析，临床治疗中认识疾病需要综合分析患者的多种信息，要根据患者的症状、体征、舌脉、理化检查等信息，结合患者的体质、所处的外界环境、心理状况以及患者目前接受的各种干预措施的影响，应用生理、病理学知识，分析其状态的形成过程。医生不但要知道患者当前状态的形成过程，而且要能预判其状态进一步的演变趋势，从整体上综合分析患者的状态，最终能够理解和体会到患者的痛苦，也就是所谓不仅知其然，而且知其所以然。常规经验一定要与患者实际相结合，不能仅凭常规经验来处理。例如，一例舌苔黄腻的患者，单纯辨以湿热证，用清化湿热方药治疗无效，后来经过详细采集分析患者的四诊信息，患者的舌苔虽然黄腻但舌质淡，而且有畏寒的表现，遂判断其病机为阳虚湿阻，按照温阳化湿方法治疗取得很好的效果。再比如看到咯大量白痰的患者，白痰不一定就是寒痰，我们遇到过患者还有舌暗红而脉弦的表现，于是调整治法为平肝潜阳、息风祛痰，取得满意疗效。

二、从态论治的治疗特色

（一）重视疾病动态的把握

姜良铎认为，治疗应借鉴西医对疾病的生理、病理的细节认识，结合中医对疾病的整体把握，才有可能真正认识疾病的动态变化过程。根据症状、体征、舌脉、理化检查结果，结合患者的体质、所处的外界环境、心理状况，判断患者的状态。应用中西医生理、病理学知识，分析其状态的形成过程，判断其发展趋势，从整体上全面把握疾病的演变趋势，以状态为立方依据，借助干预措施的影响，从整体把握，随机处方，实现未病先防，既病防变。

姜良铎在处理临床疾病时，从来不会有一个预先准备好的思路和方法。临床中，他常反复强调，每一个患者都有其疾病特征，只能根据每个特殊的患者，给以针对性的处方，不可拘泥于教材和诊疗规范，要辨识患者的状态施治，不可用患者的症状、体征来"套"。在治疗上重视顺势而为，因势利导，顺应患者心理、病理趋势，引导疾病治疗步入正轨。姜良铎认为，治疗的关键，在于顺势而为，因势利导。病在表者，当以汗解，在里当下，在中当和，在上当吐。

（二）重视随机处方、多方并用

姜良铎深悟张仲景在《伤寒论》中对服药时机的把握，在治疗上重视用药随疾病进展而变化，个体化处方。如十枣汤选择平旦（清晨）服，此时正气充足，借峻烈之甘遂、大戟、芫花，发挥峻逐水饮作用；桃核承气汤先食温服（饭前空腹服），有助于药物直达下焦，泄热逐瘀；乌梅丸饭前空腹服，因空腹未食时蛔虫相对安静，此时服用有助于发挥温脏安蛔作用。姜良铎临床参照仲景思维，在应对特殊疾病时，常常辨别药物和疾病状态灵活用药。安神药常常睡前服，驱虫药和泻下药宜空腹服。当疾病发作的时间有明显规律时，常常主张在疾病发作前2小时服药。如高血压患者常常选取一天血压的峰值前 2 小时服药，感染性发热患者常常在发热高峰前 2 小时服药，发作性疼痛患者在疼痛发作前 2 小时服用，等等。

姜良铎认为，把握好服用时机，会大大地提高药效或有助于患者对药物的耐受。因此他常常会对药物采用特殊的服法。除方便易服的茶饮方、食疗方外，还有餐前方、餐后方、外用方，随机加减方。

（1）餐前服：饭前胃中空虚，药物能较快进入胃和小肠，并保持较高浓度，治疗肠胃病常用此种服药时间，使药物直接与胃肠道接触而充分发挥药效。姜良铎治疗反流性食管炎、胃溃疡，常让患者餐前服用乌贝散，如此对抑制胃酸、保护胃黏膜有很好的治疗效果。

（2）餐后服：姜良铎认为，饭后可以作为常规服用中药汤剂的时间，甚至可以进餐同时服用。因为餐后胃中有较多食物，可减轻药物对胃肠道的刺激，所以对胃肠道有刺激或影响食欲的药物均宜饭后服。健脾消食类药物可与餐同时服用，使药物和食物充分混合发挥最大药效。

（三）重视三焦功能

《中藏经》言："三焦者，人之三元之气也，号曰中清之府，总领五脏六腑、营卫经络、内外左右上下之气也。"姜良铎认为，三焦为营卫之气通道，主持人体诸气，总司人体气化功能。三焦郁滞，不通则病，气滞、血瘀、水停、外邪等任何因素导致三焦有所不通就会导致疾病发生；病则不通，三焦功能失常，也会导致营卫、气血、津液的输布障碍。治疗以解除三焦郁滞为要，基治法以通调为主，调畅气机，周身元气通畅，也就更容易恢复健康，因此在治疗上重视通过调节三焦经络气机的通畅。三焦疏通水道、运行水液正常，对治疗全身疾病，特别是疑难疾病，有着特殊的意义。

（四）重视医患互动

姜良铎在临床上十分重视与患者的沟通，擅长对患者进行心理疏导和生活指导辅助治疗。姜良铎认为，心理与生理是密切关联的，《黄帝内经》中亦有不少关于情绪致病的记载，《素问·移精变气论》言："得神者昌，失神者亡。"《灵枢·口问》言:"悲哀愁忧则心动,心动则五脏六腑皆摇。"《素问·疏五过论》言:"精神内伤,身必败亡。"《素问·举痛论》言:"百病生于气也,愁则气上,喜则气缓……"

在社会生活中,人们常因生活事件出现情志失调,从而导致脏腑气机紊乱。病态的心理最终会导致病态的生理,通过调整病态的心理,有利于患者疾病的康复。临床无数的病案佐证了保持乐观精神对疾病的治疗有积极作用,在社会活动中保持乐观豁达的态度,使内心保持平和的态度,有利于疾病康复,积极的精神状态有益于整体状态的和谐,而消极的身心状态在一定条件下可成为致病因素,导致疾病进展。所以服药期间,要规避不良的情绪刺激,心理上也要合理地把握患者的诉求。

在生活指导上,结合时代特征,姜良铎认为,患者需要从饮食起居方面加强调摄,适当控制饮食,早睡早起,加强体育锻炼。

当代社会物质丰富,人们有很多营养物质选择,当这些摄入物超过人体需要时,就会加重身体代谢的负担。《素问·痹论》言:"饮食自倍,肠胃乃伤。"临床中有相当一部分患者因长期饱食或过食而患病,此类患者需要加强饮食控制。同时长期缺乏必要的体力活动也容易致病,体内气血的运行就会迟缓而不通畅,人体的排毒管道就会壅滞,体内的代谢产物不能及时排出体外,蕴积在体内的毒素就会危害人体健康。运动可以促使人体气血运行通畅,改善全身各脏腑器官的营养供应,有利于废物及时排出体外,从而使机体保持充沛的精力、强健的体魄。现代社会,人们还存在晚睡的问题,这对健康是有害的,扰乱了正常的生物节律。正如《素问·上古天真论》所说:"不时御神,务快其心,逆于生乐,起居无节,故半百而衰也。"人们如果顺应自然变化规律,规律的睡眠能起到平衡人体阴阳作用,反之则容易破坏阴阳平衡,导致疾病和过早衰老。

下篇　大医之术

第三章　临证技法

第一节　辨治方法

姜良铎通过 50 余年深入而丰富的中西医临床诊治实践，以《黄帝内经》《难经》为理论基石，结合前人经验，总结出了特有的辨治方法，主要成果包括有"从态论治""从通从毒论治"和"外感病的内伤基础"。本节主要介绍后两项。

一、从通从毒论治

姜良铎通过多年的诊疗经验，对疾病病因、病理有了新的认识。关于中医"毒"的概念，姜良铎认为，凡是对机体有不利影响的因素，无论这种因素来源于外界还是体内，统称为毒。从致病因素作用于机体使机体出现阴阳失衡这个过程来看，任何致病因素都具有对机体产生不利影响的特性，将这种致病因素以"毒"来概括，不仅说明了致病因素的特性，而且从整体角度对病因进行了把握。如《医医琐言》所说"万病唯一毒"。因此，从"毒"的角度来认识病因病机，进而了解病因作用于人体所产生的影响。姜良铎认为"毒"是对机体产生不利影响，导致机体阴阳失衡，产生疾病的主要致病因素。毒包括外源之毒和内生之毒两类。

外来之毒：以人体为界，凡是来源于身体之外的有害身体健康的物质，均归于外来之毒范畴。如中医学中的外感六淫，即风、寒、暑、湿、燥、火，疠气、杂气等；西医中的病原微生物如细菌、病毒等；大气污染，农药、化肥对食品的污染，化学药品的毒副作用，噪声、电磁波、超声波等超高频率对人体的干扰等，均是外来之毒。以慢性胃炎为例，毒可以是幽门螺杆菌（helicobacter pylori，Hp），Hp 感染导致胃黏膜炎症，长期形成慢性感染，正邪交争导致胃气壅滞。胃内酸碱度（pH）降低，消化功能减退，脾胃运化功能失职；毒也可以是非甾体抗炎药等药物作用，如阿司匹林、吲哚美辛，损伤胃黏膜，导致十二指肠胆汁和胰液反流，减弱胃黏膜屏障功能，致使脾胃损伤，气机升降失调。长期胃脉失于温养，胃黏膜出现不同程度的萎缩。

内生之毒：凡是来源于人体内，对人体无益，乃至于对健康有害的物质，统归于内生之毒的范畴。其来源主要有三方面。一是机体在代谢过程中产生的各种代谢废物，由于其在生命过程中每时每刻都在产生，因此，它是内生之毒的主要来源，也是机体排毒系统功能紊乱时存留在体内危害人体健康的主要因素。二是那些本为人体正常所需的生理物质，由于代谢障碍超出生理需要量而转化为致病物质形成毒，如血糖、血脂过高。三是本为生理性物质，由于改变了它存在的部位也成为一种毒，如胃液是人体正常的消化液，当进入腹腔引起腹膜炎时，也归于内生之毒，严重影响人体健康。《素问·征四失论》言"忧患饮食之失节，起居之过度，或伤于毒……"毒邪不是人体本来具有的，也不是身体生理状态所需要的，所以祛除疾病，排毒是关键，治病不忘排毒，根据患者状态，判断患者气滞、食积、痰饮、水湿、瘀血等患毒情况，根据毒邪所在的位置，因势利导，使毒去正自复。正如《素问·阴阳应象大论》所论："其高者，因而越之；其下者，引而竭之；中满者泻之于内；其有邪者，渍形以为汗；其在皮者，汗而发之……其慓悍者，按而收之。其实者，散而泻之。"

"通则不病，病则不通。""通"是人体健康的平衡状态，也是维持人体健康状态的必要条件。"通则康寿、不通则病"是姜良铎的基本生理和病理认识。"若五脏元真通畅，人即安和"，姜良铎引申其义，认为这个观点不仅是对有疼痛的病证，或是对经络、血脉而言，而是包含人体所有的生物管道的"通"与"不通"，是整个机体的生理和病理的分界线。

人体在正常生理情况下有一套动态、立体、完善的排毒系统。这套排毒系统主要由脏腑、排毒管道和气血组成。其中，脏腑器官本身的功能完善和彼此之间的功能协调，是排出内存之毒的物质基础之一。如脾胃系统，既是人体气血生化之源，又通过脾升胃降推动肠腑将糟粕之毒排出体外。排毒管道包括五官九窍、肌肤腠理、经络血脉、脏腑腺体等体内所有管道系统。当管道通畅时，内生之毒可以通过自身排毒系统将体内之毒排出体外，不致毒存体内损害脏腑器官。只有当毒过于强盛或排毒系统功能发生紊乱时，管道欠通畅或不通畅，毒就会留而不去导致疾病的发生。

中医治疗是在辨明疾病病理状态的基础上，运用各种手段改善或纠正病理状态的过程。治疗原则的确立与辨证方法密切相关。如以五脏辨证方法认识病理状态，则以纠正五脏功能失衡为治疗原则。同样，以"管道不通"为辨证总纲时，则以"通畅管道"作为总的治疗原则，具体方法包括通畅脏腑、通畅经络、通畅气血等方法。姜良铎时刻着眼于"通调"，尤以"三焦通调"为要务，重点是要维护包括血管、淋巴管、气管、各脏腑间联络通道、腺体、经络、汗腺、尿道、消化道等各种排毒管道的通畅，气血通达。通过疏其壅塞，消其郁滞、泻其食浊、化其痰饮、活其瘀血等治法，保持体内的各种生物管道通畅，特别是人体内部元气流通，才可排出体内的各种代谢废物及各种存于体内有损于健康的物质，才能疏其壅塞，消其郁热，导引食浊、痰饮、瘀滞下行，通过排毒管道排出体外，以保持周身气血、经脉、消化道的流通布散功能。

就肺结节举例，姜良铎认为肺结节是由正虚气滞湿阻，痰瘀毒邪郁滞，局部积聚造成"不通"状态导致的，"从通从毒论治"肺结节，是消除肺结节、抑制结节化毒癌变的有效方法。凡通调首先注重理气，一方面调畅胸中气机，另一方面疏解肝气、复肝疏泄之性，人体气机调畅，方能津液流通不滞，血行通畅；其次亦重视扶正补虚，尤应侧重补肺、肾、脾三脏；最后加强利湿化痰祛浊，活血散瘀，配以搜剔性强、通利经络的药物以通络散结，消除积聚。解毒化积配以清热解毒化湿中药，具有较强的抑毒散结的作用。

二、从外感与内伤基础论治

姜良铎临证发现，外感因素与内伤基础之间关系密切，相互影响，两者间的相互作用是导致疾病复杂与迁延难愈的主要因素。他强调辨别外感病的内伤基础，以及内伤病的新感特征，总结提出"外感病的内伤基础"理论。

一方面，外感病的内伤基础常常导致外感病的非典型性与复杂性，呈现显著的个体差异性与复杂的临床证候。另一方面，外感病又可诱发、加重内伤疾病，甚至导致新的内伤病变。临床上，姜良铎通过辨别外感病的病因、发病、三期（表证期、表里证期、里证期）演变、转归预后诸方面，从态论治有内伤基础的复杂外感病证。内伤疾病对外感产生的影响以及外感对内伤疾病的影响，取决于病种和患者当时的状态，有利于判定疾病的标本缓急。两者治疗时不可分离，认识内伤病证与外感病证的相互影响，不仅对外感病的辨治有重要的意义，对内伤病证的辨治也有一定的价值，同时对临床全面认识疾病、辨治疾病具有较大的指导意义，为解决疑难病提供线索和思路。

"外感病的内伤基础"理论强调内伤基础常导致外感病的非典型性与复杂性。主要表现在：①病因：同一季节、同一地域环境中，气候的太过与不及和疫疠之气等外邪对人群的侵犯机会是均等的，却因人体内伤的存在产生不同的临床表现，审证求因的结果则呈现出明显的个体差异。所求出的病因，可能与原始病因相同，也可能不相同。②发病方式：外感病发病急骤，先标实表现突出而后出现本虚。有内伤时发病可缓可急，急则更急，缓则更缓，首发时即可有本虚出现。如心火上炎者感外邪，发病更为急骤；肺脾气虚者感外邪多缓慢起病；肺胃肾阴虚者甚至可因冬天室内暖气热而感"燥邪"发病，呈现内外燥并存的局面。③病机演变：内伤基础使外感病不一定按典型的由表证期到表里证期，再到里证期传变，可以先表里证再表证，可以先里证而无表证，也可以长期逗留于三期之一。④转归预后：内伤基础的存在影响外感病的转归预后，这种影响主要改变了外感病的一般规律，预后较差。如感冒对肺胀患者来说可能并发神昏、水肿而导致死亡。

同时，外感病又可诱发、加重内伤病证，甚至导致新的内伤病证。姜良铎认为，外感病对患者内伤病证有无影响，取决于病种和患者当时的状态。一般有四种情况：①外感病加重了内伤病。②外感病诱发或遗留了内伤病。③原有内伤病如患外感病，内伤基础虽对外感病产生一定的影响，而外感病并未对内伤病产生多大的影响，这种情况比较少见。④患外感病时，内伤病有所减轻，但常是暂时的，这种情况亦少见。

姜良铎强调，出现危及生命的症状时，不论其属于内伤还是外感，均为先治急。或虽无危及生命之症状，但症状令患者有"苦不欲生"之势，亦为先治急。若外感与内伤均不紧急，则先外感后内伤。若内伤与外感有紧密联系，则同时兼顾。若内伤为主、微有外感，先治内伤佐以治外感。若内伤、外感并存，解决内伤有助于解决外感者，亦可先内伤后外感，或先治内伤佐以治外感。

比较常见的例子是慢性阻塞性肺疾病。慢性阻塞性肺疾病是典型的外感因素与内伤基础长期共同作用的结果，患者多以肺、脾、肾三脏亏虚为内伤基础，内伤使患者易于感受外邪，反复外感又进一步加重内伤病证。故在治疗上，既要看到疾病的外感因素，又要考虑到内伤，才能准确辨析出患者所处的状态，提高临床疗效。

第二节　特色望诊

人体内的任何病症，都会在人体的五官和肢体上呈现出来，所以姜良铎在临证之时十分重视望诊，借此推断疾病的本源在哪，病情到达了哪种程度。其中具有代表性的有"胞睑望诊"和"咽喉望诊"。而在治疗上，姜良铎重视从三焦论治，善于从通畅三焦的角度调和人体状态，综合采用中西医治疗手段。

一、胞睑望诊

胞睑包括睑结膜，上、下眼睑皮肤及睑缘。上、下眼睑皮肤又分别叫作目上胞、目下胞。睑结膜是人体可直视的黏膜之一，且极少受自然天气及饮食的干扰。从胞睑的颜色可辨识疾病的寒热性质，从其分泌的泪液与眼眵可辨识津液盛衰以及水液运行状态。姜良铎对胞睑的辨识就是从胞睑的病理状态推断人体各脏腑功能的异常及气血津液运行状况，以局部观整体，为辨别疾病提供了更有价值的参考依据，是中医整体观念在临床的创新运用。

1. 胞睑辨证的主要内容

①从眼睑浮肿部位和病程判别其脏腑归属；②从胞睑充血状态辨识外感病不同阶段病邪的寒热性质，区分内伤病的虚热与实火；③由眼睑分泌物判断津液代谢障碍的原因。

2. 从胞睑肿胀辨别肺脾病变

从经络走行来看，足太阳膀胱经之支筋为目上网，足阳明胃经之支筋为目下网，眼睑之开阖由此两条经络约束。按照五轮学说，上、下眼睑属于肉轮，为脾脏所主。《望诊遵经》云："睑浮肿者，脾虚不健运也。上睑肿者，脾气热也。目下肿者，水在腹也。"足太阳经筋走上眼睑，膀胱经与肺经相表里，上眼睑浮肿多为外感新病，与肺脾相关，因风热上扰、肺失输布，脾失健运、水气不运，凝聚形成浮肿。下眼睑浮肿多为内伤久病，由于脾虚不能升清降浊，水谷不化精微，形成水湿痰浊，泛溢于眼睑而成。姜良铎辨治胞睑水肿注重区分新发与久病。新发肿胀，兼有口苦、咽干、咽痛、舌边尖红、脉浮数或滑数，当属风水，与风热上扰、肺脾积热、津液不布有关，当宣肺利水，发汗而消肿。如胞睑水肿日久，四肢疲乏沉重，纳呆便溏，舌苔白或厚腻，脉滑或沉滑，责之脾失健运，水湿内停，治当健脾利水而消肿。从状态辨识疾病理论来分析眼睑水肿，属于津液代谢障碍，与肺、脾密切相关。

3. 从睑结膜充血辨别外感病的寒热性质

睑结膜暴露于外，是人体可以直接观察的黏膜，而且不受饮食饮水、气候寒温等外界影响，可真切地反映身体内部疾病的寒热属性。外感之邪多从皮毛口鼻进入，侵犯上焦。风热、燥热、暑热等火热之邪性质炎上，与卫表气血搏结，会使头面脉络充盈，故可见睑结膜充血。反之，寒邪、湿邪等阴邪侵犯肌表，如尚未化热，睑结膜当无明显血脉赤红的征象。在外感初起，寒热之征象不著，或外感多日恶寒发热已解，但外邪未清之时，姜良铎经常结合眼睑充血与否判别病邪的寒热性质。外感初起眼睑结膜充血，属风热外袭或外邪化热，治以清轻宣散，透热外达；如结膜无明显充血，当为风寒束表，或外寒内饮，或表虚寒湿外袭，当以辛温解表、温肺化饮、益气解表为法。

4. 从睑结膜充血判别内伤病的阳亢与阴虚

人体气血运行有左升右降的规律，从诸多医家论述中可见一斑。如《程杏轩医案》说："经言左右者，阴阳之道路也。肝位居左，其气常行于右；脾位居右，其气常行于左。左升右降，如环无端。今气偏注一隅，岂非升降失司，肝脾不和之所使然。"现代医家运用望目辨证，从球结膜的部位定五脏六腑，从白睛血络的部位、色泽、形态、浮沉粗细、有根无根、血络的动态变化及相互关系等定脏腑、气血、阴阳的寒热虚实。眼为人体宗脉所汇之处，一旦气血运行出现明显异常，阴阳失调，可在眼部有典型的变化。姜良铎通过多年的临床观察发现，内伤疾病中饮食劳倦、情绪因素导致肝气横逆，影响肝经气机疏泄失常，郁而化热者，或辛辣宿食积滞，脾胃食积化热者，大多可见眼睑的充血；年老及素体阴虚者，肾水不足，虚阳亢盛亦可见眼睑充血。通常情况下，右侧睑结膜充血更明显者，多见于肝经实火或脾胃积热；左侧眼睑充血更甚者，多见于肝肾虚火所致阴虚阳亢。从状态辨识内伤疾病，根据眼睑结膜的充血状态，结合内伤疾病的四诊表现，可以更准确地辨明病位病性，从而有的放矢。针对肝经、脾胃实火者予以疏达清泻，对肝肾虚火者给予滋阴降火。

5. 从胞睑分泌物判别津液的过剩与不足

生理状况下，胞睑分泌泪液滋润白睛及瞳仁。病理状态下，泪液分泌的减少与增多常伴有不同症状，由此可判别津液的过剩与不足。

6. 辨目涩分热盛与津亏

目涩由火热亢盛、津液亏耗，或者精亏血少、目失濡养所致。目涩有干涩、沙涩之分。目沙涩如砂石摩擦异物感，常伴有眼目痒痛红赤，羞明流泪，摩擦感、异物感明显，多为风热上犯于目或肺肝火盛所致。目干可伴有干涩感，喜闭目畏光，多为津液不足，目失濡润。《圣济总录》曰："诸脉皆属于目，目者血之腑，故人卧则血归于肝，肝受血而能视，血气和调，则上助于目力而能瞻视；若肝脏有热，血脉壅燥，则津液不能荣润，故目中干痛而磣涩也。"目为血之腑、肝之窍，血液充盈润泽滋养于目，眼目才能转动灵活、视物清晰；反之津液干涸，血脉失养则眼目干涩刺痛。所以，从状态辨识疾病认为，眼目的干涩或涩痛提示脏腑气血的不足及过剩，肝肺热盛或精血不足均可体现于眼睑津液的变化。

7. 辨目眵鉴别水液盛衰

眼目生眵多属热邪致病。眵多干结，属肺经燥热；眵稀而黏，属水湿凝滞；眵多黄稠，属火热炽盛；目眵胶黏，多属湿热。《圣济总录》云："目者腑脏之精华，肝之外候，津液之道也。若腑脏夹热，内熏于肝，冲发于目，使液道热涩结滞于睑，则成眵。"姜良铎认为，无论外感与内伤之邪，阻碍津液运行，使津液凝聚、痰湿内生，均可形成目眵，并可郁而化热，表现为目眵黄色黏稠。病邪为外感风热或内伤郁热夹湿等实邪者，目眵稠厚；病邪为燥热或阴虚、肝血亏虚等津液不足者，多表现为目眵干结质硬。

二、咽喉望诊

咽喉望诊是通过观察患者咽喉部的色、形、态，判断五脏六腑、气血阴阳的功能状态。从生理上看，十二经皆直接或间接在咽喉循行交会，五脏六腑通过经络的循行、气血的运行与咽喉相关联。病理上，咽喉为一身之要道，是外感邪气内侵人体的必经之所。究其发病途径，或为外邪经咽部而上传于下，或为脏腑病变由里发于外，现于咽部。所以，咽喉色、形、态的变化传递了人体感受外邪或脏腑气血阴阳变化的信息，有助于我们更好地辨识人体状态。

咽喉部分为鼻咽部、口咽部和喉咽部，临床常规望咽喉可以望到的是口咽部，口咽部由软腭、悬雍垂、腭舌弓、腭咽弓、扁桃体、咽侧索和咽后壁组成。咽喉望诊时可借助压舌板观察双侧腭舌弓、腭咽弓及咽后壁，查看咽部黏膜的色泽，有无充血、肿胀、溃疡或赘生物等，不同颜色和形态传递了人体不同疾病的状态信息。姜良铎在临床发现，咽部黏膜充血一般集中在腭舌弓和腭咽弓的边缘处，观察的时候应以这个部位为主。

咽喉望诊实际上是舌诊的延伸，但与舌诊又有不同之处：一是无苔与有苔的区别，正常舌面有舌苔，而咽喉部黏膜表面透明无苔；二是所处环境不同，舌位于口腔，与外界空气直接接触，言语、饮食、呼吸、牙齿存在状态等均可影响舌象的变化，而咽喉部黏膜受到外界饮食或者温度的影响相对较小。姜良铎认为望咽喉方便易行，可以和舌诊、脉诊一样作为中医望诊的常规方法使用，通过望咽喉来判别患者的气血、阴阳、邪正交争的情况。

姜良铎认为，无论患者有无咽部症状均可把望咽喉作为常规望诊的一部分。望咽喉，可以判断外感病者的邪正强弱，疾病是在进展期还是消退期；可以判断内伤病者的气血、阴阳、脏腑情况，病在气分还是血分，有助于把握患者总体状态。比如，外感病初期，患者常有咽痛、咽干、咽痒，咽部黏膜颜色常见淡红或鲜红，黏膜多充血，随着病情的进展，进入热盛实证、肺胃热盛或气分实热的状态，咽部色泽会从淡红逐渐转向鲜红，咽喉黏膜充血严重，甚者伴有溃疡。外感病后期，随着正胜邪退，咽喉部黏膜色泽转深，充血范围可能扩大，呈暗红色。此外，内伤病气滞血瘀日久，或血分有热，咽喉部也会呈暗红色，但是暗红范围相对小，色泽暗淡，在辨识状态时要根据患者的其他信息综合判断。临床还常见咽部黏膜色泽苍白，尤其以上腭部分黏膜最明显，多见于素体肺脾肾阳气不足，气血不足，或虚寒的状态，咽喉部有赘生物考虑患者应有长期气血瘀滞、痰气交阻的情况。有的患者内伤病日久，并无咽喉部不适，但是望咽喉也可见咽部黏膜颜色深紫，暗红色深，暗淡无泽，这提示慢性病患者脏腑病深日久。如果是发生在内伤基础上的外感，不同病邪对内伤基础会产生不同的影响。根据同气相求原理，风热之邪易侵犯肝阳上亢者，风寒之邪易侵犯痰饮患者，咽喉的表现也与一般外感证不尽相同，可能会出现暗红与鲜红交错。因此，在临证中一定要基于疾病的共性规律，充分收集病患个体信息，实现患者个体化状态的准确识别。

三、三焦证治

姜良铎临证重视通调的理念，他早年戏称中医医师为"管工"，工作是疏通身体的各种"管路"，包括通畅经络、调畅气血等。对于病因病机复杂的疑难杂症，姜良铎独辟蹊径，"通调"多从三焦着眼，治疗从三焦郁滞状态入手，效如桴鼓。

三焦为六腑之一，其论述首见于《灵枢·营卫生会》"上焦出于胃上口，并咽以上……中焦亦并胃中，出上焦之后，此所受气者，泌糟粕，蒸津液……下焦者，别回肠，注于膀胱而渗入焉"，《灵枢·本输》言"三焦者，中渎之腑也，水道出焉"，《难经·六十六难》言"三焦者，原气之别使也，主通行三气，经历于五脏六腑"。传统理论认为，三焦具有运行水液疏通水道，运行水谷，通行元气、主持诸气之作用。

姜良铎提出三焦为人体器官的被膜、包膜、淋巴等，为脏腑间联系四通的管状通道，为水液代谢的道路。三焦膜系为人体内外、上下联系的四通管道：内联通道联系脏腑，外联通道联系皮肤筋骨，下行管道行水液和气，上行管道行气为主兼行水液。其主要生理功能包括通行元气、通行水液和运行水谷，实际包括了五脏六腑的全部功能，三焦经为贯通身体上下的重要通路，所以姜良铎近年临证多通过调畅三焦来达到通调的目的。三焦作为交通身体上下内外的重要通路，就像是一个框架结构，向安置在其上的各个脏腑器官供应或输送气血津液、水谷精微，一旦脏腑出现问题就会影响三焦，而三焦出现问题时也会影响相应的脏腑。从三焦论治较其他治法整体性强，不是仅仅局限于某个脏腑，而是着眼于全身状态，也是从状态论治的重要体现。三焦是多脏腑同病、多部位同病治疗的关键。

三焦证治的基础病机是三焦不畅及三焦郁滞。三焦不畅是程度较轻的三焦郁滞，主要表现在气机方面。三焦郁滞是三焦不畅的进一步加重，其临床最基本病理变化是"不通"，表现出气机、水液、营卫甚至血运等的郁滞。有气郁、血瘀、饮停、痰阻、湿滞等直接原因，也有气化功能失常和脏腑功能失调的间接因素，不能通行表里上下。患者的临床症状也多种多样，可表现为气郁、津停、湿阻、血滞等，也可以表现出不同类型的疾病，但实质是三焦的郁滞。治疗常采取调畅三焦的治法。

三焦为六腑之一，交通身体上下内外，手少阳三焦经与足少阳胆经、足厥阴肝经密切关联，具有调节流通全身气血的功能。三焦不畅的相应治法为调畅三焦，以达到交通表里、"通则不病"的目的。基本法则是"通、化、调"。通即通畅三焦，就是要流通气血，交通表里，通达上下，解除导致三焦郁滞的直接原因，恢复三焦通畅。化即气化，就是要恢复三焦气化功能，使五脏六腑各自发挥其正常生理功能，气血津液生化有源，转化有序。调即调理脏腑气血，就是要恢复脏腑之间正常的生克制化关系，以及气血津液之间相互依存、相互转化的关系。解除导致三焦郁滞的间接因素，恢复三焦通畅。所以，脏腑生理功能正常，相互之间关系协调，生克制化有序，是保证三焦通畅的最基本条件，反之亦然。基于以上认识，姜良铎依据《黄帝内经》"通则不痛，痛则不通"之理论，提出"通则不病，病则不通"之学术观点，通与不通均特指三焦而言，正如《金匮要略·脏腑经络先后病脉证》所言："五脏元真通畅，人即安和。"

在选方用药上，不同医家有不同观点，例如有的医家使用五苓散以温阳化气来通利三焦、化气行湿，有的医家从理气活血入手，使用四逆散、柴胡疏肝散、小柴胡汤等。总的以"通利三焦"为法。姜良铎常以"通调"为法，选以柴胡桂枝汤，柴胡桂枝汤是半量的小柴胡汤加半量的桂枝汤。小柴胡汤和解少阳，桂枝汤调和营卫，所以此方可以使全身经络畅通、气机流畅。

四、中西医结合

姜良铎在认识疾病、作出诊断、确定治法、实施治疗的整个过程都表现出鲜明的特点，主要体现在诊疗的中西医结合上。姜良铎在开展治疗过程中，坚持实事求是的态度，临床不回避西药。针对西药疗效确切、中医短期疗效局限的疾病，如顽固性高血压、糖尿病，以及失眠、焦虑抑郁患者，他主张中西医结合治疗，先控制疾病当前的病理状态，减少疾病对机体的伤害，同时配合中药治疗，使患者最大程度受益。

姜良铎对疾病的诊断是基于对患者状态的认识，综合中西医诊治手段。这种中西医结合的诊疗是以"中"为主，"中"中有"西"，全面采集病史信息，综合运用中医望、闻、问、切四诊信息，同时结合西医的视、触、叩、听及现代科学技术如影像学、实验室检查等，形成对患者疾病状态的全面认识，权衡利弊，兼收并蓄，达到较为完整的诊疗效果。对于肢体腰背疼痛的患者，姜良铎常查脊柱以判断，例如检查寰枢椎有无不稳定，胸椎小关节有无紊乱，同时结合整骨、推拿手法，可以取得较好的临床疗效。

在治疗上，姜良铎考察患者生理、心理和社会三大因素，从患者的局部病变入手，充分考虑患者的宏观和微观状态，借助现有的中西医治疗手段，全面把握病情，兼顾全局，整体调整，同时重点突出、有所侧重，治养结合，祛邪扶正，做到系统的多因素干预，标本兼治，达到最佳的治疗效果。

第三节　用药特点

一、善用角药

角药是指以三味或者三组药物为组合单位的一种药物配伍方法。这里的角是三角的意思，角药将药物形成三足鼎立之势，相辅相成，既可单独作用，又可相互组合，往往有出乎意料的效果。临床面对众多的疑难疾病，要调整疾病的复杂状态，单味药物的功能局限，药对配伍也常常不能涵盖临证需要，角药这种更为复杂的药物配伍方式，在临床上有很好的适应性，可以兼顾多种病机，对点治疗，更能切合临床实际。

姜良铎从状态出发，认为疾病状态都是由时空、病因、状况三个基本矛盾决定的，每一个疾病状态可以划分为三个基本病机，病机既分主次，又彼此联系。针对这三个基本病机，姜良铎深入研究中药配伍的角药理论以应对复杂疾病的治疗需求，针对病因病机设计三味药物或者三组药物组合进行治疗，并把这种相对固定的配伍方式称为角药配伍。

姜良铎的角药理论是"从态论治"理论在用药方面的集中体现，同时也结合了中医基础理论、药物性味归经特点以及药物七情配伍原则。他提出，在临床实际诊疗上，角药配伍应从患者状态出发，厘清病机次序及其联系，从主导病机入手，兼顾多重病机，将每一角针对状态的一方面，灵活组合角药，并依据病机在疾病形成中的重要性决定用药比例。姜良铎结合自身经验，提出疾病状态是不断变化的，角药运用亦不是僵化的，不能专病专用，医生应当密切关注患者状态，对点面变通使用角药。例如慢性疾病或年老体弱的患者，基于"疾病缓慢形成当缓慢解决"的认识基础，采用减少药量，改变服用频率以缓剂徐图，达到祛邪不伤正的目的。注重患者状态用药还表现在重视患者是否有药物过敏，体现了姜良铎以患者为本、注重患者安全的思想品质。此外，姜良铎还扩展了角药理论，提出角药不是固定的三味药物组合，每一角为针对疾病三重病机的一个方面，可以是一味两味、四味五味药物甚至更多。而"角"也可以不是药物，而是干预疾病状态的一种手段，如拔罐、针灸等。总之，角药以状态出发、以疗效为转移，是灵活可变的。

角药处方的设计主要考虑以下四种作用。①协同为用：功效相近或相同，取其共性增强药力，达到相须相使、协同增效的目的。例如紫苏梗、香附、佛手（理气消胀、和胃止痛）为主组成的加味香苏散。②多因并治：作用各异，针对病因、病机、病症的不同方面，多管齐下。例如藿香、佩兰、紫苏叶（散寒解表、化湿解暑）化裁方。③相反相成：药性相背，功效相反，相反相成。例如制附子、人参、大黄（温补脾阳、泄下祛寒），出自《备急千金要方》。④佐治纠偏：两药配伍加入佐制药物以纠正药物偏性，消除不良反应，例如黄连、吴茱萸、石斛（疏肝清火、下气润胃），出自《丹溪心法》。除此之外，姜良铎重视药少力专、执简驭繁，寻求用简单药物以不同的比例配伍达到不同的治疗效果。

姜良铎在临床诊疗上广泛应用角药。对于慢性胃炎脾胃虚弱的疾病，脾胃阴虚者，常药用太子参、玄参、麦冬滋阴益胃；脾胃阳虚者，药用干姜、豆蔻、砂仁等温中建阳；亦常用党参、白术、茯苓等平补脾胃。补益的同时，注重中焦脾胃运化之气，药用陈皮、枳实、厚朴通调脾胃气机。对于肺结节疾病的治疗，常以白茅根、当归，温补凉润，散结通络；以黄芪、山茱萸、桑叶补气的同时清肺养阴；对于肺气阴两虚、干咳无痰的患者，常用五味子、桑叶、人参；对于有恶性倾向的肺结节，或者肺癌放化疗以及术后证属肺肾阴虚、精气不足者，则常用紫河车、红豆杉、百合。

二、妙用经方复方

临床姜良铎善用经方治疗疑难杂症，倡导活用经方，应用经方、古方、时方、验方合方辨治病证（症），不必拘泥于西医病名或中医病名，临床以三阴三阳六经为纲，卫、气、营、血及三焦辨证为纬而统治百病。在辨证态的基础上，方随证变。病机复杂时，非一法一方所能应付，当详细辨证，采用合法合方，互相补益，方能奏效。姜良铎善于运用经方合方，如柴胡合酸枣仁汤治疗心肝血虚之失眠证；运用经方与时方组合，如桂枝汤合玉屏风散治营卫不和的表虚证；运用芍药甘草汤合四金汤治泌尿系结石、肝胆系结石，此为经方与验方结合的范例；运用四逆散合金铃散、良附丸治寒凝气滞的胃脘痛，此为经方与古方的巧妙组合。如此灵活运用各类方剂，随证加减，在临床实践中均获良效。

复方是把古方、经验方、角药融为一体，将古方的严谨、经验方之灵活、角药的疗效兼而取之。如治疗热毒痢疾的白头翁汤，加蒲公英、败酱草、马齿苋以增清热解毒之功,白芍药、甘草、艾叶和中止痛。姜良铎所用复方有一个显著的特点,就是表里、上下、寒热、补泻、通涩等药并用,药多庞杂而法度分明,用药轻平而疗效卓著。

第四节　核心方药

姜良铎对呼吸系统、消化系统、神经内科系统等疾病均有丰富诊疗经验且疗效显著,以解决疑难病而著称。姜良铎临床非常推崇张仲景"观其脉证,知犯何逆,随证治之"的辨证论治学术思想,赞赏其辨证准确,用药精细,组方严谨。临床上的疾病千奇百怪,证候复杂多样,若一症一药、一证一方,头痛医头,脚痛医脚,何言整体观念,辨证论治!临床必须抓住疾病的实质所在,求其"理"而立其"法",则可提纲挈领,虽一方一药亦可稳操胜券。所以,以"证"求"理",以"理"立"法",以"法"统"方",以"方"遣"药",这是姜良铎运用方药的秘诀。

姜良铎临床以调畅三焦为核心抓手。三焦为表里枢机所在,他常以四逆散合柴胡桂枝汤加减为调畅三焦的基础方:柴胡、黄芩、桂枝、赤芍、白芍、麸炒枳壳、麸炒枳实、清半夏。柴胡"主心腹,去肠胃中结气,饮食积聚,寒热邪气,推陈致新"(《神农本草经》),"入足少阳胆、足厥阴肝、手少阳三焦、手厥阴心包络"(《珍珠囊》),均体现其为三焦引经药,可达表通里,破寒热、积聚、邪气,通行三焦之力著;黄芩"能治热毒……破壅气……令人宣畅"(《药性论》),"主诸热"(《神农本草经》),"治手足少阳相火,黄芩亦少阳本经药也"(《本草纲目》),可见黄芩苦寒直入三焦,清热燥湿,泻三焦火毒。柴胡开郁升清阳,黄芩泄热降浊火,两药相合,通利三焦,升清降浊,疏达上下,宣畅表里。"桂枝……气味俱轻……上行发散于表"(《珍珠囊》);芍药苦、酸,微寒,《本草备要》认为其"入肝脾血分,为手足太阴行经药……和血脉,收阴气,敛逆气"。桂枝温通血脉,振奋脾阳;赤芍、白芍酸寒收敛,益阴行血。一阴一阳,共奏通调血脉、调和营卫、恢复三焦气化之功。枳实"化日久之稠痰，削年深之坚积"，枳壳"泄腹中滞塞之气，推胃中隔宿之食"（《珍珠囊补遗药性赋》），"其功皆能利气……三焦相通，一气而已，则二物分之可也，不分亦无伤"（《本草纲目》），二者功效相近，同用可利气破积，通达三焦；清半夏"主消心腹胸中膈痰热满结，咳嗽上气，心下急痛坚痞"（《名医别录》），可宣达中土，升清降浊，除痰饮、食滞等有形毒邪。枳实、枳壳与清半夏同用，长于荡除有形坚实之毒邪，通利三焦管道之壅滞。八味核心药物兼顾气血津液，通达表里上下，能畅通三焦而恢复其气升降、运行元气水液、调节气化之功。

姜良铎临床以"从态论治"为总纲，针对不同疾病，辨病论治。对于结缔组织病相关性肺间质疾病，姜良铎治疗以疏利三焦为关键，重在"通""化""调"。"通"指通畅三焦，流通气血，交通表里，通达上下。"化"为气化，温化鼓舞阳气。"调"指调理脏腑气血，恢复脏腑之间正常的生克制化关系和气血津液相互依存、相互转化的关系。

通过数据挖掘发现，姜良铎在治疗结缔组织病相关肺间质疾病的用药中，使用频次前30味的药物依次是赤芍、黄芩、白芍、桂枝、全蝎、知母、姜黄、桑枝、瓜蒌、黄芪、苦杏仁、当归、柴胡、地黄、麻黄、石膏、白术、厚朴、姜半夏、白芷、北沙参、地龙、葛根、紫菀、独活、牡蛎、仙鹤草、百部、大黄、牡丹皮。

根据关联规则和聚类分析得出的药物组合，针对结缔组织病相关性肺间质疾病，姜良铎有常用的以下几组角药：①柴胡、黄芩、桂枝：柴胡苦平，入肝、胆经，透泄并清解少阳之邪，疏泄少阳气机；黄芩苦寒，清泄少阳相火；桂枝调和营卫。三药合用取柴胡桂枝汤之意，共同通调三焦，和解少阳气机，使三焦元气通畅，姜良铎临床惯用此组角药通调三焦。②紫菀、百部、麻黄：紫菀、百部味辛、苦，性微温，性温而不热，质润而不燥，为化痰止嗽要药，不论肺寒、肺热均可应用。络以辛为泄，麻黄辛温，辛温可以开肺气，辛散以通肺络。三药合用可宣肺平喘止咳，亦可通肺络。③瓜蒌、石膏、苦杏仁：瓜蒌甘寒清热涤痰，宽胸散结，清肺热、润肺燥而化热痰，是一味通畅三焦气机的药物，作用范围广泛；杏仁味辛能行能散，有疏利开通之性，与肺宣发肃降功能相合，通调三焦，宣上导下；石膏辛寒，清解宣透，既解肌除烦，又清解里结之热，可用于关节红肿热痛之热痹。④赤芍、白芍、生地黄、牡丹皮：赤芍、白芍为姜良铎常用药对，他认为芍药药性近于大黄，可荡涤经络瘀血，又能疏通肝经，柔肝缓挛急，使得全身的肌肉络脉通畅，切合结缔组织病络脉不通的病机；生地黄味甘、苦，性寒，归心、肝、肾经，清热凉血，养阴生津。姜良铎认为地黄可除痹。痹者血虚不运，而风、寒、湿凑之，所以麻木也；地黄味甘益脾，脾血润则运动不滞，气寒益肾，肾气充则开阖自如，血和邪解而痹疗矣；牡丹皮清热凉血，活血行瘀。结缔组织病由于气血瘀阻严重，常常血分有瘀热，四药合用有清热凉血、解毒养阴之效。⑤全蝎、地龙、水蛭：全蝎搜剔通络，平肝解痉，化痰平喘；地龙咸寒，归肝、脾、膀胱经，有清热定惊、通络、平喘之功；水蛭归肝经，破血逐瘀通络。三药配伍，善行入络，松透病根，着重祛除络脉痹阻之顽邪贼风。⑥桑枝、桂枝、知母：桑枝味苦性平，最善通络；桂枝，味辛、甘，性温，入膀胱、心、肺经，发汗解肌，温经通脉。因此，用桑枝祛风湿拘挛，加桂枝专行上部肩臂，能领药至肩臂之痛处，以除肢节间痰凝血滞、燥湿；知母主入肺经，苦寒清肺热，甘寒滋肺肾之阴，制约桂枝温热之性。三药配合，以桂枝引三药共至肩臂而奏祛风、温通经络之效。⑦独活、羌活、姜黄：羌活行上焦而理上，长于祛风寒，能直上颠顶，横行肢臂；独活行下焦而理下，长于祛风湿，疏导腰膝能通行气血，下行腿足。二药伍用，一上一下，直通足太阳膀胱经，共奏疏风散寒、除湿通痹、活络止痛之功。姜黄辛行苦泄，温散通滞，既入血分，又入气分，善治气滞血瘀痛证，用于风湿痹痛。对于胃食管反流病，姜良铎认为其病机为少阳枢机不利、肝火旺加太阴脾虚，用药以左金丸加大柴胡汤加减为主方，左金丸佐金平木，大柴胡汤泻胆胃之实。

通过临床数据挖掘发现，姜良铎治疗胃食管反流病时，使用枳壳、枳实、黄连、吴茱萸、白芍、厚朴、赤芍、紫苏梗、前胡、黄芩、白术、浙贝母、半夏、海螵蛸、紫苏子、柴胡、瓜蒌、丹参、石斛、九香虫、三七、砂仁的频率较高（使用频率＞35%），为高频中药。

使用频率较高的药对和角药有枳实、枳壳，吴茱萸、黄连，黄连、枳壳，吴茱萸、枳壳，白芍、枳壳，黄连、枳实，黄连、吴茱萸、枳壳，赤芍、白芍，吴茱萸、枳实，黄连、吴茱萸、枳实，赤芍、枳壳，吴茱萸、枳实、枳壳，白芍、赤芍、枳壳，厚朴、枳壳。其中，黄连和吴茱萸可组成左金丸，具有泻火、疏肝和胃、止痛的功效，常用于治疗肝火犯胃之口苦、反酸。枳壳、枳实可宽中理气，行滞消胀。古人用芍药不分白芍、赤芍，姜良铎常将二者共用以缓急止痛。姜良铎认为，胃食管反流病的病机为少阳枢机不利，肝火旺兼太阴脾虚，枳壳、枳实、白芍、赤芍为畅通少阳枢机的关键药物，黄连、赤芍泻肝火。而补太阴之药在关联规则分析中未能体现。

对于哮喘慢性持续期，姜良铎认为应以补肺、益脾、固肾治本为要，常用温补肾阳药如炮附子、巴戟天、锁阳、补骨脂、鹿角胶、淫羊藿等；滋补肾阴用药如五味子、枸杞子、麦冬、天冬、核桃仁等；补脾气药用党参、黄芪、白术、山药、太子参等，并以角药取效，疗效卓著。

常用角药如下：①麻黄、杏仁、生石膏：麻黄，味辛、微苦，性温。归肺、膀胱经，可发汗解表，宣肺平喘，利水消肿，外开皮毛之郁闭以使肺气宣畅，内降上逆之气，以复肺失宣降之常，为治疗肺气壅遏所致喘咳胸闷的要药。杏仁，味苦，性微温，归肺、大肠经，杏仁疏利开通，破壅降逆，善于开痹而止喘，消肿而润燥，调理气分之郁，可降气止咳平喘，润肠通便，常与麻黄、石膏同用，治疗血热壅肺、发热喘咳。生石膏，味甘、辛，性大寒，归肺、胃经，可清热泻火、除烦止渴，为清泄肺胃气分实热之要药。姜良铎常用此组角药治疗素有肺热而又外感风寒，或外感风寒郁而化热，即"寒包火"之肺热喘嗽。②麻黄、射干、五味子：麻黄同前。射干，味苦性寒，归肺经，射干可清热解毒、消痰、利咽，配伍麻黄、细辛、半夏等可治疗寒痰咳喘，痰多清稀者。五味子，味酸、甘，性温，归肺、心、肾经，可收敛固涩、益气生津、补肾宁心，上敛肺气，下滋肾阴，为治疗久咳虚喘之要药。三药合用治久咳，有散有敛，宣肺散寒而又不至太过，收敛肺气止咳而又不敛邪气。③柴胡、半夏、黄芩：柴胡，味苦、辛，性微寒，归肝、胆经，可解表退热，若寒邪入里化热，常与葛根、黄芩、石膏同用，以解表清里；若伤寒邪在少阳，常与黄芩同用，以清半表半里之热，和解少阳。半夏，味辛性温，归脾、胃、肺经，可燥湿化痰、降逆止呕、消痞散结，善治脏腑湿痰，配合黄连、黄芩可治痰热阻滞所致心下痞满。黄芩，味苦性寒，归肺、胆、脾、胃、大肠、小肠经，可清热燥湿、泻火解毒、凉血止血、除热安胎，善清肺火及上焦之实热，用于肺热咳嗽，热病烦渴。此组角药和解少阳，疏散半表半里之邪，少阳枢机是人体平衡状态的切入点，尤其是表里、内外状态平衡的关键所在，临床上很多久治不效的痼症，往往通过和解少阳、通利三焦而获得意想不到的效果。④知母、瓜蒌、贝母：知母，苦、甘、寒，归肺、胃、肾经，可止治实火，泻肺以泄壅热，可清热泻火、滋阴润燥，常与黄芩、瓜蒌等清肺化痰药同用，用治肺热咳嗽。瓜蒌，味甘、微苦、性寒，归肺、胃、大肠经，可清热涤痰、宽胸散结、润燥滑肠，常配合贝母、天花粉治疗燥热伤肺，干咳无痰或痰少质黏者。贝母，性寒，归肺、心经，可清热化痰止咳、解毒散结消痈，常与桑叶、牛蒡子同用，治疗风热咳嗽，与瓜蒌、知母同用治疗痰热壅肺之咳嗽。此组角药配伍中，知母既能滋润肺胃之阴，又善清肺胃气分实热；贝母长于清泄郁热，润肺化痰，又能开郁行气，破结消肿；瓜蒌疏通滑润，善降肺胃痰热，导痰热积滞下行，利气宽胸。三药配伍，清中有润，润中有清，相辅相成，清热化痰而不伤阴，滋阴润肺不滋腻。可用治痰热郁肺，咳嗽、痰黄黏不易咳出、口渴、便秘者。⑤麻黄、射干、地龙/全蝎：麻黄、射干作用同前。地龙，味咸，性寒，归肝、脾、膀胱经，可清热定惊、通络、平喘、利尿，长于清肺平喘，用治邪热壅肺，肺失肃降之喘息不止，喉中哮鸣有声者，可配伍麻黄、杏仁等加强清肺化痰、止咳平喘之功。全蝎，味辛性平，归肝经，可息风解痉、通络止痛、攻毒散结，性善走窜，既平息肝风，又搜风通络，为治痉挛抽搐之要药。麻黄、射干、地龙/全蝎三药合用宣肺降逆，化痰涤饮，祛风通络，解痉平喘，可用于寒痰内伏于肺，遇风寒之邪而诱发，喉中哮鸣有声，咳吐清稀之痰者。⑥紫苏子、紫苏梗、前胡：紫苏子，味辛，性温，归肺、大肠经，可降气化痰、止咳平喘、润肠通便，善于降肺气、化痰涎而止咳平喘。常与白芥子、莱菔子同用治疗痰壅气逆之咳嗽痰多，食少胸痞；与半夏、厚朴等同用治疗上实下虚之久咳痰喘、胸膈满闷。紫苏梗，味辛，性温，归肺、脾经，可理气宽中、止痛、安胎，适用于胸闷脘痞、胃脘疼痛、嗳气呕吐者。前胡，味苦、辛，性微寒，归肺经，可降气化痰、散风清热，适用于痰热壅肺、肺失宣降之咳喘胸满，咯痰黄稠量多者。三药合用，适用于外有风寒、内有痰盛者。⑦赤芍、白芍、丹参：赤芍，味苦，性微寒，归肝经，可清热凉血、散瘀止痛，活血力强，宜治血滞诸证。白芍，味苦、酸，性微寒，归肝、脾经，可养血调经、敛阴止汗、柔肝止痛、平抑肝阳。丹参，味苦，性微寒，归心、肝经，可活血祛瘀、通经止痛、清心除烦、凉血消痈。

对于慢性阻塞性肺疾病，姜良铎从"从态论治"理论出发，应用角药组合从脏腑、表里、寒热、虚实等多个维度诊治。常用药物组合以清肺化痰、通腑泄热、活血化瘀、益气养阴药物为主。

姜良铎在治疗稳定期慢性阻塞性肺疾病时，以益气阴、化痰瘀为主要的治疗方法，使用最多的药物为黄芪、甘草、茯苓、党参、陈皮、半夏、白术，治疗原则可概括为补益肺脾、补肺益肾、活血化瘀、清肺止咳化痰等。通过关联规则探讨姜良铎应用角药治疗慢性阻塞性肺疾病的用药规律，发现他在治疗急性加重期时应用杏仁、丹参、紫菀，瓜蒌、赤芍、白芍，贝母、知母、丹参，杏仁、黄芩、紫河车，杏仁、苏子、苏梗，瓜蒌、知母、黄精等角药组合，以清热养阴、活血化痰、补益肺肾，临床疗效卓著。

姜良铎临床以"从态论治"为总纲，针对不同证候，辨证论治。风寒外束时常用荆芥、白芷、蜜麻黄、炒杏仁、紫苏叶等辛温解表；风温犯肺时常用桑叶、菊花、金银花、连翘、牛蒡子、射干、生石膏等辛凉解表；邪热郁火时应用炒栀子、淡豆豉、葛根、白茅根、芦根、竹叶、莲子心等清心泻火除烦；痰火内蕴时用瓜蒌、黄连、清半夏、竹茹、白术、鸡内金等清热涤痰，宽胸理气；凉血祛瘀常用大黄、虎杖、丹参；理气行血用郁金、延胡索、香附、当归等；紫河车、阿胶、鹿角胶、鸡子黄、黄芪、人参、灵芝、麦芽等补益人体元气，滋补强壮，固元复本。

第四章 验案评析

第一节 呼吸系统疾病

一、支气管哮喘

患者女，49 岁。

主诉：反复发作性喘息哮鸣 47 年。

现病史：反复发作性喘息哮鸣 47 年。自 2 岁开始发病，常于接触灰尘后出现咽痒咳嗽，痰黏难咳。继之出现胸闷、喉中窒塞感、喘息哮鸣。曾诊为"过敏性哮喘"。多次住院，使用多种中西药物，不能长期稳定，深以为苦。近两年症状加重，不接触过敏物时也常有气急发作，活动后明显，夜间易发，平时觉气短，胸闷乏力。刻下：呼吸急促，喉中哮鸣有声，咳嗽阵发，痰多白黏，咳痰后哮鸣声减，伴形寒畏冷，口干喜饮，头晕头胀，寐差多梦，夜热盗汗，纳食尚可，大便稀溏，月经先期，色黑有块。舌淡苔白腻，脉滑。

西医诊断：支气管哮喘。

中医诊断：哮病（脾虚肝旺，气道挛急，痰气互阻）。

治法：宣肺清热，平肝祛风，化痰定喘。

处方：柴胡 15g，黄芩 15g，姜半夏 9g，炙甘草 10g，炙麻黄 6g，炒杏仁 9g，生石膏 30g（先煎），枳壳 15g，厚朴 10g，乌梅 10g，五味子 9g，荆芥 10g，防风 10g，白芷 10g，知母、贝母各 10g，羚羊角粉 0.6g（冲），全蝎 6g，川芎 6g，广地龙 15g，生地黄、熟地黄各 15g，干姜 10g，炒薏苡仁 15g，党参 15g。14 剂，水煎服，每日 1 剂，早晚分服。

二诊：药后喘息哮鸣缓解，夜间无发作，活动后已无喘憋，仍时有便溏、肠鸣，夜尿频，舌胖略暗苔白，脉滑。前方加北沙参15g，苏叶15g，白果6g，益智仁6g，14剂，水煎服，日1剂。

后续治疗拟健脾益肺温肾调补。

按：外因风邪入肺，内因肝气反侮，邪气引动伏痰，致气道挛急，痰随气升，气因痰阻，肺气壅滞，上逆作哮喘。肺气不通，气不布津，津聚成湿，有湿邪在肺；肺气壅滞，气郁化热，有热邪在肺。方以小柴胡汤为主健脾平肝，麻杏石甘汤为主宣肺平喘、化痰清热。药用麻黄、荆芥、防风、白芷、川芎祛外来之风邪，全蝎、地龙、羚羊角粉平内生之肝风，枳壳、厚朴通腑气以降肺，半夏、干姜温肺脾以化饮，党参、熟地黄各安脾肾，柴胡、黄芩平调肝邪。石膏、知母清热，乌梅、五味子敛肝，贝母化痰，薏苡仁祛湿。全方同时针对患者哮病的来路、当前疾病状态和去势（即固有体质状态病机、核心状态病机、病机演变态势）三个连续的状态遣方用药以澄源塞流，体现了从息论态、从态看势、握病先机、从态论治的医学思想。二诊气道挛急、痰气互阻的核心状态病机已改善，续以前方巩固。脾肾气虚的证候明显，加强健脾温肾固涩。

二、特发性肺间质纤维化

患者男，53岁。

主诉：咳嗽气喘3个月余。

现病史：咳嗽气喘3个月余，无明显诱因，呈进行性加重，1个月前入住某院呼吸科，经高分辨CT检查符合普通型间质性肺炎（UIP）改变，排除结缔组织病及其他继发因素，经常规治疗无效。刻诊：胸闷气喘，稍动即喘促，略咳少痰，乏力倦怠，吸氧3升/分，下唇舌肢端稍发绀，纳呆、口秽，腹胀，大便干秘，舌暗红稍胖、略有齿痕，舌下瘀络，苔腻、白中泛黄，脉沉细。患者为公交车司机，既往体健，吸烟史20年，每天20支。听诊：双侧中下肺可闻及粗糙湿啰音。2013年11月11日CT：双肺胸膜下磨玻璃影、纤维索条影及小蜂窝改变，以下肺为主（图1）。2013 年 11 月 16 日肺功能：肺总量 5.31L（占预计值 78.8%），用力肺活量 3.2L（占预计值 70.6%），第 1 秒用力呼气量 2.47L（占预计值 66.1%），弥散功能 5.15mmol/（min·kPa）（占预计值 49.5%）。

西医诊断：特发性肺纤维化早期。

中医诊断：肺痹（痰浊瘀互结，宗气不足）。

治法：化痰泄浊，活血通络，升补宗气。

处方：法半夏 10g，陈皮 10g，土茯苓 30g，丹参 30g，檀香 3g（后下），砂仁 10g，红景天 30g，黄芪 60g，柴胡 6g，升麻 6g，桔梗 15g，藿香 10g，佩兰 10g，全瓜蒌 30g，甘草 6g。14 剂，每日 1 剂，水煎服，分 3 次饭后温服。

二诊：2013 年 12 月 30 日 CT 示双肺胸膜下浅淡磨玻璃影及纤维索条影（图2）。随访半年，病情稳定，已正常上班。

三诊：2014 年 7 月 14 日 CT 示无明显异常（图3）。2014 年 10 月 23 日肺功能：肺总量 7.1L（占预计值 104.1%），用力肺活量 4.47L（占预计值 98.4%），第 1 秒用力呼气量 3.49L（占预计值 94%），弥散功能 7.54 mmol/（min·kPa）（占预计值 72.5%）。

治疗前后肺 CT 同一层面（隆突、右膈顶）比较：

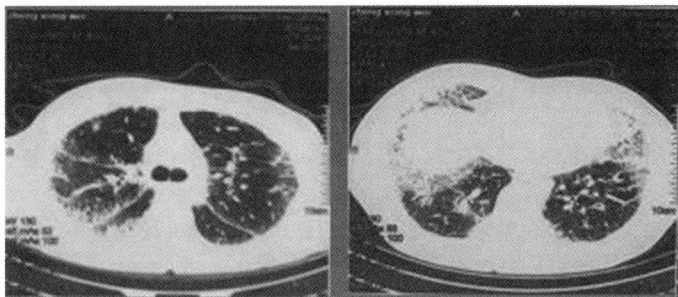

图 1　2013 年 11 月 11 日 CT

注：胸膜下有较多的磨玻璃影、纤维索条影及小蜂窝改变。

按：反复感受外邪、环境毒邪为发病外因，肺肾亏虚为发病内因，瘀血痰浊为基本病理产物，痰瘀深伏凝结、肺络痹阻为特发性肺间质纤维化发病

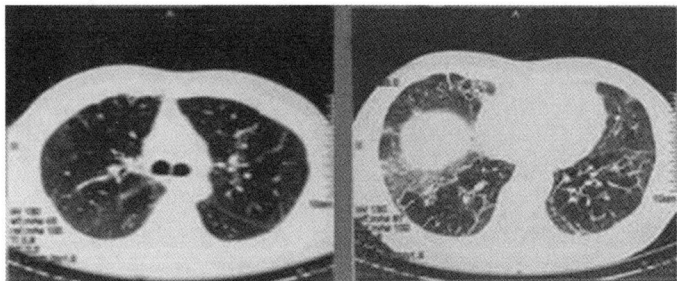

图2 2013年12月30日CT

注：胸膜下仅有淡淡磨玻璃影及纤维索条影。

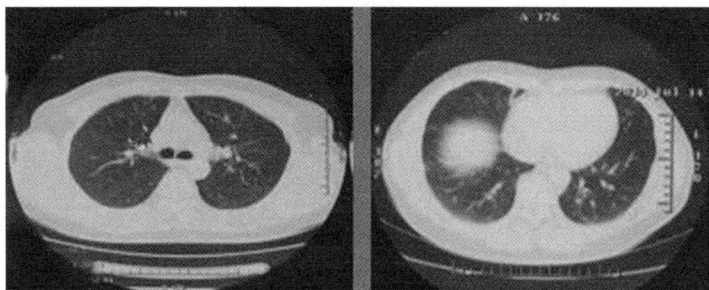

图3 2014年7月14日CT

注：胸膜下间质性病变基本消除。

关键。从标本角度来看，总属本虚标实之状态，宗气不足，肺肾亏虚为本；痰瘀胶结，深伏肺络，肺络痹阻为标。"肺痿"言肺之痿弱不用，从本虚而言，诚如《金匮要略心典》说："痿者萎也。如草木之萎而不荣。"虚，乃宗气不足、肺肾亏虚。"肺痹"言肺为邪痹，肺络不通，气血失于流畅，从邪实而言，多责之痰（浊）瘀胶结、肺络痹阻。患者胸闷气喘，稍动即喘促，略咳少痰，乏力倦怠，下唇舌肢端稍发绀，纳呆，口秽，腹胀，大便干秘，舌暗红稍胖、略有齿痕，舌下瘀络，苔腻、白中泛黄，脉沉细。辨证属痰浊瘀互结，宗气不足。治法宜化痰泄浊、活血通络、升补宗气。服药7剂后，胸闷气喘缓减，纳增，口秽减，大便通仍欠畅，时鼻衄，口腔溃疡，四末欠温，苔腻化薄，脉沉细双尺尤甚。乃宗气略充，痰浊渐化，但有虚阳上浮之势。治拟引火归原，导龙入海。上方去瓜蒌，加附子颗粒30g，龟甲30g（先下），焦黄柏 10g，熟大黄 10g。配合龙血竭片口服。

三、胸腔积液

病例 1：患者女，66 岁。

主诉：卵巢癌术后化疗后胸腹水 3 个月。

现病史：患者 2014 年春节前因胸闷气短就诊于当地医院，诊断为"结核性胸膜炎"，经抗结核治疗无效后继续查找病因，最终诊断为"卵巢癌"，行全子宫及双附件切除术及大网膜切除术，术后病理提示卵巢上皮癌，ⅢA 期。术后行卡铂及紫杉醇化疗 5 个周期。就诊时见胸闷憋气、动则喘促、心悸、气短乏力、全腹胀满、纳差、心烦意乱、口干口苦、欲冷饮、大便排出困难，手足冰凉、畏寒、腰膝酸软、小便量少，面色晦暗，舌红绛苔中部黄燥剥脱，脉沉细数无力。查体：心率（HR）116 次/分，双肺呼吸音粗，左下肺呼吸音低，腹部膨隆，移动性浊音阳性，双下肢胫前中度指凹性水肿。胸腹水超声：左侧胸腔积液 5cm×3.8cm，中等量腹腔积液，盆腔少量积液。肿瘤标志物糖类抗原 125（CA125）：263U/mL。辨证为癌毒侵袭，三焦不通，阴亏水停，湿热内蕴三焦。治疗以疏利三焦、养阴利水、清化湿热为先。

西医诊断：胸腔积液，卵巢癌化疗术后。

中医诊断：悬饮（三焦郁滞，痰凝血瘀）。

治法：疏利三焦，通阳化气。

处方：僵蚕 12g，蝉蜕 12g，姜黄 15g，酒大黄 9g，大腹皮 12g，木香 6g，枳壳 15g，鳖甲 10g，生地黄 30g，玄参 20g，赤芍 20g，猪苓 30g，茵陈 15g，半枝莲 15g，白花蛇舌草 30g。7 剂，水煎服，每日 1 剂，早晚分服。

二诊：服药后胸闷气短、活动后气喘及腹胀均明显好转，大便较前通畅，每日 3 次。口干口苦及欲冷饮改善，仍觉手足冰凉、畏寒明显、腰膝酸软仍有，食欲仍差。面色晦暗无泽，舌红绛苔中部黄燥化薄剥脱减少，脉沉细数无力，查体双下肢胫前轻度指凹性水肿。

处方：生黄芪 15g，北沙参 15g，僵蚕 12g，蝉蜕 12g，姜黄 15g，酒大黄

6g，大腹皮 12g，木香 6g，枳壳 15g，鳖甲 10g，生地黄 30g，玄参 20g，赤芍 20g，猪苓 30g，茵陈 15g，白花蛇舌草 30g，半枝莲 15g。14 剂，水煎服，每日 1 剂，早晚分服。

三诊：药后自觉周身轻松，精神好转，胸闷气短及活动后喘促已无。食欲改善，口干苦减轻，大便通畅，日 1~2 次。仍有乏力，手足凉，畏寒，腰膝酸软，舌苔暗苔薄黄少津，脉沉细。治以疏利三焦、养阴利水、清化湿热。

处方：僵蚕 10g，蝉蜕 10g，姜黄 15g，酒大黄 6g，鳖甲 10g，生地黄 30g，玄参 20g，赤芍 20g，大腹皮 10g，猪苓 30g，半枝莲 15g，白花蛇舌草 30g，木香 6g，生黄芪 15g，北沙参 15g，炮姜 6g，焦杜仲 15g。14 剂，水煎服，每日 1 剂，早晚分服。

服药 2 周后复查胸腹水彩超：少量胸腔积液 2cm×1cm，腹腔、盆腔极少积液。肿瘤标志物 CA125：179U/mL。

按：三焦为水液升降出入的通道，也是气升降出入之通道以及气化之场所，一身之水液代谢，必须以三焦为通道，以三焦气化为动力，才能正常升降出入。若三焦气机壅滞、水道不利则水液运行受阻，水湿停蓄于内脏空隙形成多浆膜腔积液及肢体水肿。内停水湿秽浊之邪遇体内炽热之气，即可形成湿热弥漫阻滞三焦的复杂态势。三焦郁滞、湿邪阻滞、阳气遏阻、痰凝血瘀是卵巢癌形成胸腔积液、腹腔积液、盆腔积液的关键。治疗用疏利三焦通阳化气行水之品取效。故方用升降散化裁，合清热利湿解毒之品，养阴而利水逐饮。

病案 2：患者女，81 岁。

主诉：活动后喘促 1 个月余，胸闷伴乏力 1 周。

现病史：患者既往慢性阻塞性肺疾病合并肺部感染、肺源性心脏病、2 型呼吸衰竭、心功能不全（NYHA Ⅳ级）、肾功能不全代偿期病史，4 周前因受凉后发热喘促加重收住院，经抗炎、利尿、改善心功能等治疗后好转出院。出院时复查胸部 CT：肺气肿，双肺少许斑片索条影。胸水彩超：右侧胸腔积液 4.9cm×3.8cm。血气分析：氧分压（PO_2）73mmHg，二氧化碳分压（PCO_2）58mmHg。生化全项：尿素氮（BUN）8.6mmol/L，肌酐（CREA）129μmol/L，脑钠肽

（BNP）1216 pg/mL。就诊时见胸闷喘息、活动后加重，咳嗽阵作，咯痰不利，色白如沫，心悸，腹胀明显，大便秘结，食欲欠佳，小便短少，唇紫暗，舌暗胖苔白滑，脉沉细数。中医辨证为三焦郁滞、痰瘀水停、阳气亏虚，治以疏利三焦、祛痰利水活血、温阳化气。

处方：柴胡 10g，桂枝 10g，炙麻黄 6g，杏仁 10g，厚朴 10g，姜黄 10g，蝉蜕 10g，酒大黄 6g，木香 6g，枳壳 10g，石菖蒲 10g，郁金 10g，丹参 15g，瓜蒌 30g，三七 6g，车前子 10g，葶苈子 20g，猪苓 15g。7 剂，水煎服，每日 1 剂，早晚分服。

二诊：喘促及胸闷、心悸减轻，咳嗽、咯痰减轻，水肿减轻，小便量较前增多，大便通畅，腹胀减轻，食欲仍差，面色紫暗。舌暗胖苔白腻，脉沉细数。

处方：柴胡 10g，桂枝 10g，炙麻黄 6g，杏仁 10g，厚朴 10g，姜黄 10g，蝉蜕 10g，酒大黄 6g，木香 6g，枳壳 10g，石菖蒲 10g，郁金 10g，丹参 15g，瓜蒌 30g，三七 6g，车前子 10g，葶苈子 20g，猪苓 15g，鸡内金 15g，穿山龙 15g。7 剂，水煎服，每日 1 剂，早晚分服。

三诊：平静状态下已无喘息及心悸，活动后喘促明显好转，咳嗽咯痰也明显好转。食欲明显改善，小便可，大便通畅，觉汗出乏力，舌暗胖苔白，脉沉细。复查血气分析：PO_2 83mmHg，PCO_2 51mmHg。生化全项：BUN 7.6mmol/L，CREA 101μmol/L，BNP 438pg/mL。复查胸水彩超示极少量胸腔积液。继以疏利三焦、温阳益气化气、祛痰利水活血。

处方：生黄芪 20g，党参 15g，山茱萸 15g，炙麻黄 6g，杏仁 10g，厚朴 10g，姜黄 10g，蝉蜕 10g，枳壳 10g，石菖蒲 10g，郁金 10g，丹参 15g，瓜蒌 30g，三七 6g，当归 10g，鸡内金 15g，五味子 10g。14 剂，水煎服，每日 1 剂，早晚分服。

服药后，病情平稳。

按：此病例为慢性阻塞性肺疾病肺感染引起的心衰、肾衰等多脏器同病。感染缺氧是引起老年人心衰肾衰的主要因素，也是导致老年人死亡的主要原因。肺、心、肾三脏同病，多脏器衰竭，出现喘促气短、呼吸困难、胸闷心慌、水肿、咳嗽、咯痰、喘鸣、口唇紫暗、少尿便干、胸腔积液等。其病机为三焦郁滞，元气亏虚，痰浊、水饮、瘀血内阻而成本虚标实之候。三焦郁滞，元气亏虚，推动无力，痰浊、水饮、瘀血内阻，其阻滞于肺、心、肾，甚至侵扰脑窍，治疗以疏利三焦为主，补气温阳、祛痰利水活血取效。柴胡味苦，性微寒，归肝、胆经，可和解表里，疏肝，升阳；麻黄味辛、苦，性微温，归肺、膀胱经，可发汗散寒，宣肺平喘，利水消肿；杏仁味苦，性温，归肺、大肠经，能祛痰止咳，平喘润肠；茯苓味甘、淡，性平，归心、肺、脾肾经，具有利水渗湿、健脾宁心之效；葶苈子味辛、苦，性寒，归肺、膀胱经，可下气行水，祛痰定喘。诸药合用，共奏疏利三焦、祛痰利水之功。

四、支气管扩张

患者男，38 岁。

主诉：反复咳嗽咯痰 10 余年，加重 3 天。

现病史：反复咳嗽咯痰 10 余年，3 年前因咯血，查胸部 CT 诊为右中上肺支气管扩张并感染。近 3 年来多次咯血，咯血量为少量到中量，伴有咳嗽、咯黄痰，精神疲惫，晨起及下午咳嗽，咯痰，痰出则咳渐缓解。3 天前无明显诱因出现咯血，色鲜红，无发热，伴有咳嗽，咯黄脓痰，气短，怕风，口稍干，大便调。查体：右肺可闻及粗湿啰音。舌淡红稍胖，苔薄黄白腻，脉细滑。

西医诊断：支气管扩张并咳血。

中医诊断：血证－咳血；肺络张（痰热阻肺，气阴两伤）。

治法：清热化痰，凉血止血，益气养阴。

处方：金荞麦根 30g，冬瓜仁 30g，生甘草 10g，浙贝母 15g，芦根 30g，黄芩 10g，生薏苡仁 30g，仙鹤草 45g，功劳叶 10g，田七片 10g，茜根炭 10g，生艾叶 5g，石斛 10g。5 剂，水煎服，每天 1 剂，早晚分服。同时服用云南白药，1 瓶 2g，分 8 次，2 天服完，血止即停。

二诊：1 周后复诊，患者诉药后 2 天咯血止，仍有咯黄痰，量有所减少，口干，疲乏明显。纳食不香，大便调。查：舌淡红稍胖嫩，苔薄白微黄稍腻，脉细略滑。上方改芦根 15g，仙鹤草 30g；去黄芩、茜根炭、生艾叶，加太子参 10g，麦芽 15g，生紫菀 10g，玉竹 10g。

后以此方为基础，调节月余，患者自觉精力明显改善，咯痰黄白相兼，量稳定，随诉半年未咯血。

按：患者 3 天前无明显诱因出现咯血，色鲜红，伴有咳嗽咯黄脓痰，无发热，气短，怕风，口稍干，大便调。查体：右肺可闻及粗湿啰音。舌淡红稍胖，苔薄黄白腻，脉细滑。病性属阳，属热，属里，属本虚标实，本虚为气阴两虚，标实为痰热阻肺，热伤肺络。脏腑定位在肺，气血阴阳定位在气、血、阴。虚实对比，标实突出，占七至八成，痰热并重，且损伤血络而动血。本虚占二至三成，其中气虚为主。局部与整体关系：肺局部以标实为主，整体则有气虚不足兼有伤阴之象。故治疗急在清热化痰，凉血止血，适当兼顾气虚不足。二诊时咯血止，仍有咯黄痰，量有所减少，口干，疲乏明显。纳食不香，大便调。查：舌淡红稍胖嫩，苔薄白微黄稍腻，脉细略滑。此时痰热标实仍存，气阴两伤本虚较前明显。故停用云南白药，中药处方中停用收涩止血炭药，增加益气养阴的力度。清化痰热七成，仍兼顾活血止血，防咯血反复。清化痰热的同时注意顾护脾胃；补益气阴占三成，其中补气二成，养阴一成。

五、急性气管 - 支气管炎

患者女，68 岁。

主诉：发热，咽痛，流涕 5 天。

现病史：咽痛，鼻塞流涕，伴有发热，最高 38.9℃，咯黄白黏痰，量少，不易咯出，口干，大便干，2 天未行。查体：咽充血，左侧扁桃体稍肿大，双肺未及干啰音。舌偏红质嫩，苔薄白稍黄而干，脉略滑。

既往：2 型糖尿病病史 10 年余。

西医诊断：急性气管 - 支气管炎，2 型糖尿病。

中医诊断：外感咳嗽。

治法：凉散风热，清热化痰。

处方：桑叶15g，苦杏仁15g，防风15g，生甘草10g，法半夏10g，苏子15g，紫菀15g，金荞麦根30g，玉竹10g，芦根15g，浙贝母15g，地龙15g，全瓜蒌30g。5剂，水煎服，每天1剂，早晚分服。

二诊：咳嗽减轻，偶咯少量黏痰，色转白，间中咽痒而咳嗽，大便已通畅。口仍干，舌淡红偏嫩，苔薄白微腻，脉略滑。上方去地龙、金荞麦根、桑叶、全瓜蒌，加炙麻黄6g，生艾叶5g，百部15g，木蝴蝶10g。5剂。随访症状基本缓解。

按：患者2型糖尿病病史10年余，素体阴亏，感受风热，阴虚痰热，肺失宣肃。此时病性属本虚标实，本虚为阴虚，标实为风热、痰热。病位在肺与大肠。虚实对比：虚少实多。虚为阴虚，占状态要素的三成。实为风热与痰热，共占七成。风热与痰热并重。脏腑相关因素：肺肠同病，阴虚肠燥和肺失宣降所致。故治疗当以凉散风热，清热化痰为主，兼以养阴润肠通便。方中桑叶清宣燥热，透邪外出；杏仁宣利肺气，润燥止咳，紫菀辛温润肺，苦温下气，消痰止渴，治寒热结气，咳逆上气。三者共用可清热润肺，化痰止渴。

六、肺栓塞

患者女，63岁。

主诉：喘憋胸闷心慌，伴左下肢肿痛2个月。

现病史：感觉喘憋胸闷，心慌气短，左下肢肿痛，活动后加重跛行，夜间浮肿，纳差，乏力、气短、心慌活动后明显。诊查舌暗胖淡，苔白，舌底脉络瘀阻，四肢冷凉，脉沉细不数。现口服"华法林"1片。辅助检查：2个月前于北京朝阳医院，做CT肺动脉造影（CTPA）及下肢彩超，确诊为肺栓塞和左下肢深静脉栓塞；国际标准化比值（INR）2.2。

西医诊断：肺栓塞，左下肢深静脉栓塞。

中医诊断：喘证（气虚阳虚血瘀）。

治法：温阳散寒，行瘀通脉。

处方：生黄芪 20g，桂枝 10g，附子 9g，吴茱萸 5g，淫羊藿 15g，党参 15g，茯苓 15g，当归 15g，杜仲 15g，红花 10g，牛膝 15g，三七 6g，蜈蚣 6g，水蛭 5g，车前子 15g，泽泻 15g，黄芩 15g，甘草 6g。7 剂，水煎服，每天 1 剂，早晚分服。

二诊：7 日后复诊，喘憋胸闷略减，仍心慌气短，左下肢肿痛，活动后加重跛行，夜晚浮肿减轻，纳差好转，乏力、气短、心慌在活动后明显。诊查舌暗胖淡，苔白，舌底脉络瘀阻，四肢冷凉，脉沉细不数。

处方：生黄芪 20g，桂枝 10g，附子 9g，吴茱萸 5g，淫羊藿 15g，党参 15g，茯苓 15g，当归 15g，杜仲 15g，红花 10g，牛膝 15g，三七 6g，蜈蚣 6g，水蛭 5g，车前子 15g，泽泻 15g，黄芩 15g，甘草 6g，菖蒲 10g，郁金 10g。14 剂，水煎服，每天 1 剂，早晚分服。

三诊：喘憋胸闷减轻，仍心慌、气短明显，活动后尤重，左下肢肿痛活动后加重跛行及夜晚浮肿明显减轻，口干苦，纳好转，二便调。诊查舌暗胖淡苔略黄，舌底脉络瘀阻，四肢冷凉减轻，脉沉细不数。辨证为气虚阳虚，血瘀化热。

处方：生黄芪 20g，桂枝 10g，吴茱萸 5g，淫羊藿 15g，党参 15g，茯苓 15g，当归 15g，杜仲 15g，红花 10g，牛膝 15g，三七 6g，蜈蚣 6g，水蛭 5g，黄芩 15g，甘草 6g，郁金 10g，龙骨 30g，生牡蛎 30g，连翘 15g，知母 10g。14 剂，水煎服，每天 1 剂，早晚分服。

其后心慌、气短、胸闷显著好转，口服 1 年"华法林"后停药。

按：肺栓塞以气虚阳亏、瘀血阻痹肺脉为主要病机，正虚血瘀，总以扶正祛瘀通脉为主治疗。气血冲和，百脉流畅，自无停瘀之患，扶正补虚脉通，则瘀自消。急性期以活血化瘀通脉为主，临床根据病情轻重缓急的不同分别处理。病情轻者，当予活血、化瘀、散瘀之品；病情重者，当予急攻，采用消瘀、逐瘀之品。因寒湿实致瘀者，当祛邪以散寒化瘀通络，兼有肢体外伤者兼顾肢体病变。本案患者最突出的特征为喘憋、胸闷、心慌、左下肢肿痛、四肢冷凉，经肺 CTPA 及下肢彩超，确诊为肺栓塞和左下肢深静脉栓塞，结合患者舌暗胖淡，苔白，舌底脉络迂曲，脉沉细不数，辨证为气虚阳虚血瘀，治以温阳散寒、行瘀通脉之法；后期气虚阳虚血瘀状况减轻，出现化热表现，合以连翘、知母清热。

七、肺炎（风温肺热病）

患者女，52 岁。

主诉：咳嗽、咯痰反复发生 2 个月，加重 2 天。

现病史：2 个月前因劳累后感受外邪出现咳嗽，曾自行服用"阿奇霉素"治疗，亦曾服用中药治疗效果不佳。为求彻底治疗来诊。就诊时见咳嗽，咯痰量多，色白，质黏稠，不易咯出，开始时有发热，以中、低热为主，咳嗽时胸中钝痛，无咽干痒，后背疼，畏寒，手足凉，无汗，时头昏，乏力，纳呆，二便调。舌体胖大，舌淡暗，苔厚，脉细滑。外院胸片示肺部斑片状阴影。

西医诊断：肺部感染。

中医诊断：风温肺热病（痰热蕴肺，气虚血瘀）。

治法：清热化痰，宣肺止咳。

处方：柴胡 15g，桂枝 30g，炙麻黄 6g，生石膏 45g（先煎），瓜蒌 30g，郁金 10g，金沸草 15g，炙紫菀 15g，炒杏仁 9g，炙百部 10g，赤芍 15g，白芍 15g，白前 10g，川贝母 10g，苏梗 15g，生牡蛎 30g（先煎），苏子 15g，黄芩 15g，厚朴 15g，川椒 6g，炒薏苡仁 15g，生艾叶 6g，化橘红 10g，蝉蜕 6g，牛蒡子 15g，前胡 15g，生姜 3 片，大枣 5 个，梨皮 1 个。14 剂，1 剂服 1 天半，水煎服。

二诊：21 天后复诊，患者自诉咳嗽明显减轻，痰明显减少，现痰色白，质黏，难咯出，觉痰在呼吸道深处，咯痰用力时双胁肋疼痛，近日来口腔溃疡发作，平素经常怕冷，小便调，大便溏，气味重，心情不好时易打嗝。舌体胖大，舌淡暗，苔厚，脉细。

处方：柴胡 15g，桂枝 30g，炙麻黄 6g，生石膏 45g（先煎），瓜蒌 30g，郁金 10g，金沸草 15g，炙紫菀 15g，炒杏仁 9g，炙百部 10g，赤芍 15g，炒白芍 15g，白前 10g，蝉蜕 6g，炒牛蒡子 15g，生牡蛎 30g（先煎），前胡 15g，生艾叶 6g，橘红 10g，川贝母 10g，苏梗 15g，苏子 15g，黄芩 15g，厚朴 15g，川楝子 6g，炒薏苡仁 15g，生百合 15g，莲子心 5g，炒枳壳 15g，炒枳实 15g，五味子 6g，黛蛤散 20g。共 14 剂，每天 1 剂，早晚分服。

按：中年女性患者，发病前起居不慎，外感风寒之邪，克于太阴肺经，风寒之邪入于肺络，肺之宣发肃降功能失调，肺气不利，肺气上逆，故咳嗽间作；肺失通调，聚津生痰，痰浊阻肺，患病时日较久，痰郁化热，痰热蕴肺，故咯痰色白黏稠，不易咯出；胸阳之气不展，故胸痛；素体脾胃不健，运化失司，故纳呆、乏力。舌暗淡，舌体胖大，边有齿痕，苔黄厚，脉细均为痰热蕴肺、气虚血瘀之征象。目前的病机显然为痰热内生，治宜疏风散寒通肺络为法，处方仍用麻杏石甘汤加味疏风散寒，清热化痰，宣肺止咳。方用金沸草疏散风寒，多用于风寒之邪客于肺经之风温肺热病、咳嗽、喘证、哮病等各种病证。风寒之邪克于太阴肺经，肺失布津，脾运不健，"脾为生痰之源，肺为储痰之器"，痰热蕴肺，尚未涤除干净，故虽服上方后咳嗽、咳痰减轻，但仍时有咳嗽、咯痰，且咯痰不爽；因脾阳不振，脾运失司，故恶寒，便溏。舌体胖，舌边有齿痕，苔厚（染苔），脉细均为肺脾气虚、痰浊阻肺之征象。故仍宜疏散肺经风寒之余邪，但逐渐加强健脾化痰之力，从而达到祛邪化痰通经络之目的。因本例患者咳嗽较久，肺气已伤，故本次处方中稍加五味子，取收敛肺气之效。

八、Ⅱ型呼吸衰竭（喘证）

患者男，81 岁。

主诉：反复喘息、咳嗽 20 余年，发作伴加重 5 天。

现病史：气喘，呼吸短浅难续，烦躁不安，夜晚不能入睡，咳嗽阵作，咯痰不利，色白如沫，喉间痰鸣、胸闷心慌，纳差，面色紫暗、小便短少，双下肢水肿，大便通，舌暗紫苔白滑，脉沉细数。辅助检查：血气分析示氧分压 61mmHg，二氧化碳分压 96mmHg。

西医诊断：慢性喘息性支气管炎肺气肿，肺源性心脏病，Ⅱ型呼吸衰竭，心功能Ⅳ级。

中医诊断：喘证（痰瘀水停，肺脾肾亏虚）。

西医治法：使用抗生素、茶碱、呼吸兴奋剂，并配合使用无创呼吸机。

中医治法：急则祛痰利水活血。

处方：石菖蒲 10g，胆南星 10g，天竺黄 15g，炙麻黄 6g，车前子 10g（包煎），葶苈子 12g，知母 10g，猪苓 15g，紫苏子 10g，川贝母粉 4g（冲服），丹参 15g，泽兰 15g，三七 6g，郁金 10g，紫石英 30g。3 剂，水煎服，每天 1 剂，早晚分服。

二诊：气喘减轻，痰量显著减少，喉间痰鸣减轻，烦躁不安减轻，夜晚间断入睡，仍胸闷心慌，纳差，面色紫暗，小便多，双下肢水肿减，舌暗紫苔白，脉沉细数。

辅助检查：血气分析示氧分压 69mmHg，二氧化碳分压 82mmHg。

处方：予上方加全瓜蒌 30g，鸡内金 15g，穿山龙 15g。3 剂，水煎服，每天 1 剂。

三诊：喘息、咳嗽、咯痰好转水肿，能平卧睡觉，纳增，二便调，汗出乏力，胸闷心慌，舌暗紫苔白，脉沉细。

辅助检查：血气分析示氧分压 79mmHg，二氧化碳分压 68mmHg。

治法：祛痰活血，补益肺脾肾。

处方：生黄芪 15g，党参 15 g，熟地黄 15g，山茱萸肉 15g，紫石英 30g，炙麻黄 6g，杏仁 10g，天竺黄 15g，葶苈子 12g，穿山龙 15g，丹参 15g，三七 6g，全瓜蒌 30g，当归 10g，五味子 10g。

6 剂，水煎服，每日 1 剂。后好转出院。

按：本案患者最为突出的特征是喘息、喉鸣、烦躁，水肿、口舌暗紫，血氧低、二氧化碳潴留，急则祛痰利水活血，6 天后水饮、痰浊、瘀血减，再合以补益肺脾肾、纳气平喘。总治疗原则为化痰祛水、畅利三焦、续接元气。抓住虚、痰、水、瘀四个主要环节，辨清呼吸衰竭过程中邪正交争恶性因果转换链的主导环节，及时采取扶正祛邪的方法，尽快截断其恶性因果转换链，阻止疾病的进一步恶化。治以宣降肺气、健运脾胃、通调水道、利水下行以畅利三焦。续接元气兼顾肺虚、脾虚、肾虚、阴虚和阳虚，治以补肺、健脾、益肾、纳气平喘。在充分发挥中医药作用和优势的同时，也要看到中医药手段的局限性，若有感染，应及时抗炎、抗病毒治疗以杜绝诱发因素，低氧时积极吸氧、使用呼吸机支持治疗以获得最佳疗效。常用化痰平喘药如炙麻黄、杏仁、瓜蒌、白果、贝母、地龙、葶苈子、桑白皮、紫菀、款冬、穿山龙等，清热化痰药如炙麻黄、黄芩、生石膏、芦根、瓜蒌、黛蛤散、川贝母等，益气健脾补肾药如生黄芪、生晒参、茯苓、白术、蛤蚧、山茱萸、熟地黄、紫石英、磁石、沉香等。

九、肺癌

患者男，81 岁。

主诉：肺癌术后 4 年。

现病史：患者 2017 年 3 月无明显诱因出现咳嗽咳痰，痰中带血，至当地医院就诊，查胸部 CT：右肺下叶实变影，大小约 22.4cm×3.6cm，考虑肿瘤病变可能。2017 年 4 月 15 日行右下肺癌切除术，病理检查结果为右下肺鳞癌，淋巴结（-）。术后未行放化疗。至 2017 年 12 月复查胸部 CT 发现左肺新发多个小结节，最大直径为 0.8cm，考虑为右肺鳞癌转移至左侧。刻下症：咳嗽、咳少量黏痰，偶有血丝，喘息，短气乏力，活动时明显，纳差，乏力，大便质干，小便可，舌质暗，苔薄黄，脉沉弦无力。

西医诊断：右肺鳞癌术后，右肺鳞癌转移。

中医诊断：肺积（正气亏虚，痰瘀互结）。

治法：益气化痰，扶正抗癌。

处方：黄芪 30g，党参 20g，北沙参 15g，玄参 15g，生白术 10g，浙贝母 15g，白芥子 15g，土鳖虫 10g，干蟾 4g，生地榆 10g，半夏 10g，杏仁 10g，地龙 10g，半枝莲 15g，白花蛇舌草 30g，当归 15g，瓜蒌 30g，红豆杉 6g。3

剂，水煎服，每日 1 剂，早晚分服。

二诊：患者咳嗽、咳痰减轻，喘息缓解，乏力明显好转，仍有纳差，余未见明显不适，舌暗红苔薄黄，脉沉弦。上方加焦山楂 15g，焦神曲 15g，鸡内金 15g，继服 7 剂。

三诊：纳食增强，咳嗽、咳痰、乏力、喘息症状均有好转。上方去半夏、瓜蒌，加用茯苓 15g，熟地黄 15g，继服 7 剂。后患者间断服用中药及膏方治疗，生活质量明显改善。

按：吸烟、雾霾秽浊、工业废气、矿石粉尘等是形成本病的常见外因，正气内虚、脏腑阴阳失调是本病的主要内因。肺为娇脏，肺气通于天，易受外来邪气侵袭，邪毒侵袭，致使肺气宣发肃降失司；肺气郁滞不宣，脉络不畅，气血瘀滞，毒瘀互结，久而形成肿块。脾为生痰之源，肺为贮痰之器；脾失运化，水谷精微不能运化输布，聚湿生痰，留于肺脏；或饮食不节，水湿痰浊内聚，痹阻肺络，肺失宣降，痰凝气滞，导致气血瘀阻，毒聚邪留，瘀结胸中，渐成肿块。"痰""瘀""虚"是肺癌的基本病机，贯穿病程的始终。本案患者的基本病机为在正气亏虚的基础上有痰瘀内阻、邪毒内郁，虚实夹杂。该病例中以黄芪、党参、北沙参、玄参扶助正气，补气养阴；同时选用浙贝母、白芥子、半夏、当归、土鳖虫、干蟾化痰祛瘀，软坚散结；选用半枝莲、白花蛇舌草等常用抗癌药物，根据患者整体状态论治。跟踪随访，效果显著。

第二节　消化系统

一、非酒精性脂肪性肝病

（一）非酒精性脂肪性肝病三焦壅塞证病案

患者男，61 岁。

主诉：脂肪肝 10 年寻求中医调理。

现病史：发现脂肪肝 10 年就诊。刻下自觉口干、睡眠欠佳。平素体胖少动，进食快，大便每天 1 次，畅，夜尿 1 次。既往吸烟史 30 年，饮酒史 20 年，每天白酒 1 两（50g）左右。舌淡苔白，脉弦细。

西医诊断：脂肪肝。

中医诊断：肝癖（三焦壅塞证）。

治法：疏通肝胆经络，调畅三焦经气。

处方：三七 6g，天麻 15g，全蝎 6g，赤芍 12g，草决明 15g，泽泻 15g。14 剂，水煎服，每天 1 剂。

按：脂肪肝属于肝胆经循行部位受累的疾病。患者病程迁延达十年，口干但体胖舌淡，有气虚津液运行不畅的表现，与通常的疏肝方法不同的是，姜良铎疏通三焦经络瘀滞的特征性方法是"和"法。天麻、草决明是姜良铎在肝胆经疾病中常用的药对之一，可疏通肝胆经络，调畅三焦经气。同时辅以活血祛瘀、通络利湿之剂。用药精炼，但主线清晰。

脂肪肝病因多为起居无常、情志失调、过食肥甘厚腻、少劳安逸，或饮酒过度，或久病体虚，导致肝失疏泄、脾失健运，气化失司，肝、脾、肾三脏功能失调，气滞、痰凝、水湿遂生，湿热痰郁结于肝，此病位在肝，先传脾，再及肾。机体气的生成主要依赖肺的呼吸和脾的运化功能。肾主水，主纳气，为气之根。初期脾气虚弱，体生湿浊，进一步肝失疏泄，脾失健运，水谷精微不能运化，湿浊凝聚成痰，痰湿阻滞，血液运行不畅，脉络阻滞形成瘀血，瘀血又可进一步影响气血运行和水津输布，如此恶性循环，最终痰瘀互结，相搏于肝，日久发为此病。

脂肪肝分为非酒精性脂肪肝和酒精性脂肪肝。非酒精性脂肪肝的病机多以脾虚为主，肝疏泄失常，水湿停留而生痰浊。宿主脾失健运、脾胃虚弱、肾失蒸腾为内因，再加上过食肥甘厚腻，缺乏运动，易生痰浊，导致脂代谢失常，沉积于肝细胞内，多为本虚标实之症。而酒精性脂肪肝则多以痰浊内蕴，酒毒内侵，肝胆湿热为主要病机。随着疾病的进展，疾病状态也会随之演变。有些可以演变为肝胆或脾胃的湿热，这一部分患者尤其要加强中医的治疗。如果病入血分，瘀血阻于肝之脉络，日久不愈，长期停滞，则瘀热、热毒内生，瘀血阻络，可逐渐演变为肝纤维化、肝硬化及肝癌，属于中医积聚、鼓胀、癥瘕的范畴。脂肪肝湿热化毒可生肝脓肿。

（二）非酒精性脂肪性肝病湿热蕴结案

某男，45 岁。

主诉：脂肪肝 1 年寻求中医调理。

现病史：体检发现脂肪肝、血脂代谢异常 1 年就诊。精神睡眠可，尿中泡沫多。平日吸烟 20 年，每天 20 支，尿黄，大便不畅感。舌暗红，苔黄厚，脉弦。

西医诊断：脂肪肝。

中医诊断：肝癖（湿热蕴结证）。

治法：清热燥湿。

处方：黄连 10g，黄芩 15g，熟大黄 6g，姜半夏 10g，厚朴 10g，藿香 10g，佩兰 10g，枳壳 15g。枳实 15g，瓜蒌 30g，赤芍 15g，萆薢 15g，晚蚕沙 10g，苦参 15g，芦根 30g，茅根 30g，生石膏 30g，苍术 15g，白术 15g。14 剂，水煎服，每天 1 剂。调整生活方式，同时予绞股蓝皂苷联合血脂康口服治疗降血脂。

按：患者中年男性，因家中常年需要照料病患，肝气不疏、有情志不调为诱因，饮食偏爱肥甘厚腻，少动多坐，喜爱熬夜，存在肝郁、脾肾虚、气滞的表现。目前主要病机为湿热蕴结，但芳香、苦温、淡渗之品，均易伤阴，故在祛湿的同时，加用芦根之类的药物，生津而不留湿，养阴而不敛邪，燥润相济，共同达到阴阳平衡的治疗目的。苍术苦温性燥，最善于除湿运脾；厚朴苦温，苦能下气，温可燥湿，行气除湿，既善除胃中滞气又可燥脾家湿邪。苍术、厚朴是一对常用的燥湿健脾之对药。

当前的主要治疗以辛开苦降清利湿热为主。方中大量使用三黄，同时清利上、中、下三焦之热。湿在中焦，宜芳香化湿；湿在下焦，宜淡渗利湿。方中芳香燥湿与清热燥湿并举，因病程较短，以气分热为主，重用石膏和鲜芦根、茅根。因芳香、苦温、淡渗之品，均易伤阴，故在祛湿的同时，而芦根生津而不留湿,养阴而不敛邪,燥润相济。同时注意兼顾肝、脾、肾三脏的关系,补肾补血治本。二诊中石膏重用到60g,乃结合患者个体化状况,加强清热之力。

中焦脾土也是调治脂肪肝的紧要之处,《金匮要略》曰:"见肝之病,知肝传脾,必先实脾。"脾气主升,脾以升为健。治疗初期或针对脾胃虚弱不耐受补益的患者,多选用仙鹤草、功劳叶,扁豆、山药等对药,逐步可加用四君子汤等温补中药,中焦脾气逐渐运化正常后,再酌情辅以苏梗、香附、佛手、木香、砂仁、枳实、厚朴等理气的中药。培补脾气是一个缓慢的过程,不可操之过急,医生和患者均需要有充分的心理预期。

生活方式方面,《素问》中"饮食有节、起居有常、不妄作劳"是对生活方式干预的最好总结。"五谷为养,五果为助,五畜为益,五菜为充,气味合而服之,以补精益气。""谷肉果菜,食养尽之,无使过之,伤其正也。"这是中国古人在秦汉时代提出的合理膳食方案,当今仍然值得借鉴。现代人生活方式改变,脑力劳动增加而体力劳动减少,应合理增加运动,才能从根本上改善脂肪肝。此外,中成药方面可应用绞股蓝皂苷联合血脂康口服,总疗程3个月以上用以调控血脂。中医将减肥降脂谓之"轻身",以山楂、草决明、海藻、昆布等联合苍术、泽泻等化湿药可起到轻身作用,可供参考。

二、胆结石

(一)胆结石肝郁气滞案

患者男,63岁。

主诉:右胁痛1年。

现病史:右胁痛1年,有胆结石病史,服药后可缓解,纳眠可,大便调,偶有头晕。心电图示完全右束支传导阻滞。高血压病史1年,查血压155/95mmHg。舌暗苔薄黄,脉弦滑。

西医诊断:胆石症。

中医诊断：胁痛（肝郁气滞）。

治法：疏肝利胆，理气止痛。

处方：柴胡15g，枳壳12g，枳实12g，川楝子10g，羚羊角粉0.6g，生石决明30g，牛膝15g，瓜蒌30g，赤芍12g，白芍12g，延胡索10g，生牡蛎30g，黄芩15g，牛蒡子15g，茯苓15g，虎杖15g，鸡内金6g，青皮、陈皮各10g，甘草6g，党参10g，丹参12g。6剂，水煎服，每天1剂。

按：胆结石是在胆囊与胆管等位置由于胆汁淤积，胆道感染或胆固醇代谢失调形成结石所引起的一种临床病症。胆道是胆汁生成、储存、排送入肠的通道，若胆道系统本身的解剖生理构造异常或者胆汁成分有所变异，则会在胆道系统任何部位形成固体结晶即胆结石，可能引起胆囊炎，甚至造成胆道阻塞出现胆绞痛、黄疸，进一步刺激胆道系统可衍生癌症病变。依据结石发生的部位不同，分为胆囊结石、肝内胆管结石、胆总管结石等。而依据结石的化学成分不同，结石通常包括胆固醇结石、胆色素结石或二者的混合物（混合型结石）以及钙质结石。中医将胆结石归属于中医"胆胀""胁痛""黄疸"等范畴。《灵枢》谓："胆胀者，胁下痛胀，口中苦，善太息。"中医认为，胆与肝相连，附于肝之短叶间，有经脉互为络属，肝胆互为表里。

形成胆结石的病因、病机复杂多样，总体来说，胆结石不是单一因素形成的，而是多种因素共同作用的结果，中医方面主要从七情内伤来论述，肝为刚脏，喜条达而恶抑郁，肝主疏泄，调节气机，肝气条达，气机通畅而不郁滞，规律调节胆汁排泄；肝失疏泄，气机紊乱，胆汁不能规律排泄以促进食物消化吸收，郁久形成结石。

胆结石的基础病机在于三焦郁滞。三焦者，元气之别使、水液之通途；气能推动水液的运行。三焦通行元气、水液，与血行密切相关。上焦肺心、中焦脾胃、下焦肾和膀胱为气机的枢机。上焦如雾露之灌溉；中焦如沤，腐熟运化水谷，化赤为血；下焦如渎，排出水液。三焦郁滞，肝胆疏泄失常，胆失通降，胆汁郁结，形成结石，结石阻塞，胆腑不通。胆结石为病，或因气机郁滞而排泄不利，或因湿热内闭而排泄受阻，或因胃肠积滞而胆汁淤积，或因瘀血停滞而胆管不通，皆影响胆汁的顺利排泄，胆汁与气血、湿热等邪气交互搏结，内阻不通则发为"胁痛""胆胀"，外泛肌肤发为"黄疸"，病虽不同，病机则一，皆"不通为患"也；故基本病机为三焦郁滞，肝胆疏泄失常。

核心病机在于肝胆气郁、肝胆湿热、痰湿阻滞、气滞血瘀、肝阴亏虚五种状态。根据胆结石的发病阶段，可分为急性发作期与静止期。在急性发作期，病变主要在肝胆，肝气郁滞、胆气受阻、湿热内蕴、痰湿阻滞、气滞血瘀，以邪实为主；静止期的发病特点是虚实夹杂，本虚标实，既有肝胆气郁、肝胆湿热、痰湿阻滞、气滞血瘀，又兼有阴虚、阳虚、气虚、气滞、痰湿、血瘀等，治宜标本兼治，祛邪扶正并重。在临床上也可以出现两种或者两种以上状态相互夹杂的情况。

回到本案之中，本病例的病机为肝郁气滞，肝失条达，气机郁滞，胆气受阻，络脉失和，故胁痛。肝化汁功能失常，胆通降"精汁"障碍，于是胆汁淤积形成结石。肝失疏泄克犯脾胃，影响脾胃升降、运化功能。脾胃功能失调，在胃则上逆而不降，在脾则聚湿生热而反逆犯肝胆，使胆道气机失于通降，即所谓"土壅木塞"。忧虑本多伤脾，脾伤则湿聚酿热。过食肥甘之物，也易滋生湿热而损伤脾胃，脾伤则失健运，湿热内聚，酝酿熏蒸，而横逆犯肝胆，肝失疏泄，胆汁排泄受阻。胆汁留滞与肝之郁火相搏而形成胆热。湿热熏蒸不散则使胆汁浑浊，煎炼凝结成石。湿热之邪，郁阻中焦，气失宣畅，湿热交蒸，逆犯肝胆，而使湿热郁阻胆腑。再兼肝火趁热相结，致胆腑热浊壅盛，气血凝滞，煎熬成石。表现为右上腹剧痛，向背部放射，可出现发热、口苦咽干、心烦喜呕、身目发黄、尿少色黄、大便秘结、小便黄赤、舌苔黄腻、脉滑数，可伴有血清门冬氨酸氨基转移酶（AST）、丙氨酸氨基转移酶（ALT）升高等肝功能损害。

遣方用药以疏肝利胆，理气止痛为法。方中应用角药：①柴胡、黄芩、枳壳，柴胡味苦、辛，性微寒，入肝、胆、心包、三焦经，功能轻清上升，和解退热，疏肝解郁，升举阳气。黄芩味苦，性寒，入肺、胆、胃、大肠经，苦以燥湿，寒以清热，清泻少阳相火。两药相伍，柴胡升清解郁，黄芩降浊泻火，共起升清降浊、和解少阳、解郁退热、调和表里的作用，从而使肝胆

79

气机调畅，内蕴郁热得消。枳壳味苦、辛、酸，性微寒，归脾、胃经，能理气宽中、行滞消胀，具有苦降下行的理气功效，能疏导郁滞的肝气。三药一升一降一清，能疏肝利胆理气。②川楝子、延胡索、白芍合用，川楝子苦寒，行气疏肝，清泻肝火；延胡索苦辛温，行气活血，助川楝子止痛。川楝子、延胡索合用既能疏肝清热，又能行气止痛，使肝火清，气血畅。白芍苦酸微寒，入肝、脾两经，可养血柔肝、缓急止痛、敛阴制阳。三药合用，可以疏肝解郁，行气活血止痛。柴胡、枳壳、川楝子、青皮、陈皮、延胡索皆能疏肝理气，解郁止痛；白芍、甘草又能养血柔肝，缓急止痛。患者因高血压间断发作头晕，肝阳上亢，予羚羊角粉、生石决明、牡蛎平肝潜阳。牛膝，《本草经疏》言："走而能补，性善下行，故入肝肾。"能补肝肾，引药下行。虎杖归肝、胆、肺经，能祛风利湿，散瘀定痛。气为血帅，气滞则血瘀，故用丹参、赤芍活血化瘀，行气通络。患者有胆结石，溶石利胆药物多选用金钱草、海金沙、鸡内金、郁金、威灵仙、大黄、莪术、皂角刺等。本例患者选用瓜蒌、牡蛎、鸡内金软坚散结，健脾化石。

（二）胆结石气滞血瘀案

患者女，50岁。

主诉：右胁刺痛（病案里未诉病程时间）。

现病史：右胁刺痛，昼轻夜重，口苦，面色晦暗，便秘，已绝经，既往经色紫暗有块。有胆结石病史。舌质暗、有瘀斑瘀点，苔黄腻，脉弦细或弦涩。

西医诊断：胆石症。

中医诊断：胁痛（气滞血瘀）。

治法：化瘀通络。

处方：赤芍12g，益母草15g，红花6g，五灵脂10g，熟大黄9g，川楝子15g，土鳖虫6g，蒲黄炭10g，制桃仁6g，虎杖15g，郁金10g，黄芪10g，萆薢10g，蚕沙10g，枳壳15g，当归10g，知母10g。7剂，水煎服，每天1剂。

二诊：药后仍胁痛，口苦，口中无味，舌暗有瘀，苔薄腻略黄，脉细濡。

处方：赤芍 12g，益母草 15g，红花 6g，五灵脂 10g，熟大黄 9g，川楝子 15g，土鳖虫 6g，蒲黄炭 10g，制桃仁 6g，虎杖 15g，郁金 10g，黄芪 10g，萆薢 10g，蚕沙 10g，枳壳 15g，当归 10g，知母 10g，丹参 12g。7 剂，水煎服，每天 1 剂。

按：治疗胆结石需结合患者当前的病机以及病情所处阶段辨证论治。判断患者病情所处阶段，区分处于胆结石急性发作期还是静止期。在急性发作期，病变主要在肝胆，病机以肝胆气郁、湿热内蕴、痰湿阻滞、气滞血瘀、热毒蓄积等邪实为主，治疗以祛邪为主，应辨证采用通利之法，临证结合疏肝理气、清热化湿、运脾化湿、燥湿化痰、活血化瘀、泻火解毒、通腑排石等法。静止期的发病特点是虚实夹杂，本虚标实，兼有阴虚、阳虚、气虚、气滞、痰湿、血瘀等；治宜标本兼治，祛邪扶正并重。

本病例为瘀血内阻，脉络失和之证。患者有胆结石病史多年，胆汁淤积，日久肝胆失疏而致气滞血瘀、脉络滞塞，故见右胁刺痛，昼轻夜重，口苦，早闭经，舌质紫暗、有瘀斑瘀点，脉弦细或弦涩，治疗以化瘀通络为法。一诊时以桃红四物汤加减，桃红四物汤出自《医宗金鉴·妇科心法要诀》，由当归、白芍、熟地黄、川芎、桃仁、红花组成，具有养血活血祛瘀之功。本例患者处方中用赤芍、益母草、当归、红花、五灵脂、土鳖虫、蒲黄炭、制桃仁，均有活血化瘀之效。其中桃仁苦，平，质润，归心、肝、大肠经，"苦以泄滞血""体润能润肠燥"，有活血祛瘀、润肠通便之功；且味苦性降，入肺则降气止咳；凡瘀血诸证皆可用，尤善治局部有形瘀血，亦治肠燥便秘。红花辛散温通，长于活血通经，祛瘀止痛，适用于各种瘀血阻滞之证，为内、外、妇、伤各科活血方中常用之品。桃仁、红花二药相须为用，一升一降，一散一收，活血祛瘀之力倍增，并有活血生新、消肿止痛之功，入肝可理血中之壅。此外，五灵脂、土鳖虫为虫类药物，能通络化瘀。《本草经疏》言："五灵脂，其功长于破血行血，故凡瘀血停滞作痛，产后血晕，恶血冲心，少腹儿枕痛，留血经闭，瘀血心胃间作痛，血滞经脉，气不得行，攻刺疼痛等证，在所必用。"土鳖虫别名土元、䗪虫等，性寒，有微毒，具有化瘀止血、消肿止痛、通络理伤、接筋续骨等功效，是理血伤科要药。川楝子、枳壳、郁金行气解郁，黄芪配知母补气不过于滋腻，理气、补气与活血化瘀药物同用使气血流通。患者便秘、口苦，用熟大黄、虎杖清热通便。患者苔腻为肝失疏泄，脾失健运，湿浊内阻，用萆薢、蚕沙化湿通络。二诊时加用丹参活血调经，祛瘀止痛，凉血消痈。

胆结石的发生发展是一个动态变化的过程，在不同的病理阶段，病证表现及患者体质等都有所不同。运用中医药治疗胆结石，既要辨证、辨病，更要辨人（年龄、体质）；既要重视整体观念，也不能忽视个体因素在发病中的重要性，这样才能抓住疾病的关键。从证入手，分析个体当前的状态和病势。临床既要借助胆结石患者的群体病态和病势的特征及规律，也应汇集患病个体的体质、年龄、致病因素、治疗过程等信息，以确定当前患病个体的状态，预测可能的病势趋向及对药物治疗调节的反应性。所以应全面收集和分析患者个体信息，正确判别患者的个体状态，即姜良铎提出的"从息论态，综合施治"过程。

此外，对于急性胆囊炎或慢性胆囊炎急性发作患者，出现右胁肋部剧痛拒按、恶心呕吐为主要症状时，当予西药解痉止痛、抗生素抗感染为先。少数急性胆囊炎患者可发展为梗阻性化脓性胆囊炎，甚至并发败血症伴中毒性休克，属胆道疾患中的急危重症，其来势迅猛，变化甚速。其临床表现往往是在急性胆囊炎诸症加重的基础上，进一步出现高热寒战、神昏谵语或身发瘀斑、吐血衄血、舌红绛或深红无苔、苔黄燥或有芒刺、脉弦滑或沉微欲绝等热毒内陷、邪扰心窍之危象。此时，当在应用西药抗感染、抗休克、支持疗法等的基础上，酌情选用参麦注射液、安宫牛黄丸、牛黄清心丸、羚羊角散、至宝丹等中成药。胆结石可能引起胆道急性梗阻、感染合并胆道化脓、积水、坏疽、穿孔等危急症。临床上对胆结石重症应引起足够重视，对证候表现应悉心分析，综合判断，并拟订更为准确的治疗方案。特别是危重病例，要从时间上抢救生命。所以诊断必须做到严谨、准确、迅速，绝不能掉以轻心。治疗也不能固执一法，必须根据病情，决定采取的措施，中西医结合；若不宜于内科保守治疗者，应及时手术。

中药可有排石之用，但也应当注意使用西医学检查手段，在明确其病变性质、特点的基础上辨治，分清轻重缓急，以免延误病情。临床中药排石常用的溶石利胆药物有金钱草、海金沙、鸡内金、郁金、威灵仙、大黄、莪术、皂角刺等。金钱草味甘、咸，性微寒，归肝、胆、肾、膀胱经，功能清利湿热、排石通淋，可用于治疗胆结石、肾结石、输尿管结石、膀胱结石，治疗胆结石常配伍柴胡、黄芩、半夏、枳实、茵陈等。海金沙味甘、咸，性寒，能清利湿热，利尿排石。鸡内金能消食开胃，通淋化石，熟用适于消食开胃，生用适于健脾化石。郁金能活血祛瘀，行气解郁，利胆退黄。威灵仙其性善走，"宣通五脏，去腹内冷滞、心膈痰水、久积癥瘕、疝癖气块"（《开宝本草》）。郁金、威灵仙二者皆具有利胆解痉、排石溶石之功。大黄苦寒沉降，有泄血分实热、下胃肠积滞、推陈致新的作用，能攻下通腑，清热除湿，活血通经；既可通腑降浊、活血化瘀，又可排石。莪术能破血行气止痛，消积散结。

三、腹泻型肠易激综合征

（一）肠易激综合征三焦郁滞案

患者女，43岁。

主诉：肠易激综合征2年。

现病史：肠易激综合征2年，现饮食稍有不慎即腹泻，伴脐周疼痛，晨起明显，曾服用益生菌、中草药治疗，症状缓解不明显，特意来京就诊。现大便不成形，每天1次，便前腹痛，便后痛减。时有头晕头痛，颈项僵直，小便可，偶有耳鸣，嗜睡多梦，四末凉，偶有肢体发麻，肩关节疼痛，食欲可，汗出较多，月经周期规律，痛经，量可，血块较多，色黑，舌红苔薄，脉细滑。

西医诊断：肠易激综合征。

中医诊断：腹泻（肝郁脾虚、三焦郁滞、寒热错杂）。

治法：健脾化湿，疏肝行气，调畅三焦。

处方：白扁豆 10g，炒山药 15g，木香 6g，姜半夏 9g，砂仁 6g，桂枝 6g，炒白芍 10g，苏梗 15g，益智仁 9g，艾叶炭 9g，阿胶珠 15g，茯苓 30g，黄连 9g，炮姜炭 10g，炒白术 15g，天麻 15g，新会陈皮 10g，当归尾 10g，丹参 9g，延胡索 10g，葛根 10g，高良姜 6g，香附 9g，焦槟榔 10g，防风 9g，海螵蛸 20g。21 剂，水煎服，日 1 剂。

二诊：半年后带家属就诊，告知服药 1 周后大便已成形，其余诸症亦见减轻，服药 3 周后诸症大减，又继服上方 2 周后停药，现进生冷及辛辣后几无腹泻症状。

按：腹泻型肠易激综合征（IBS）是一种以反复腹痛，并伴排便次数增多或便质稀溏或成水样便为主要表现的功能性肠病，诊断前症状至少出现 6 个月，且近 3 个月持续存在。本病缺乏可解释症状的形态学改变和生化检查异常，为消化科的常见病和多发病。根据腹泻型肠易激综合征具有大便稀溏不成形的临床表现，本病应属于中医"泄泻"范畴。

腹泻型 IBS 临床发病多与情志有关，患者往往在压力较大、情绪紧张、焦虑的状态下发作，且常具有腹痛即泻、泻后痛减的特点。肝为将军之官，体阴而用阳，主疏泄，情志失调，疏泄太过，厥阴风木过盛，脾气亏虚，运化失常，而发本病。故治疗多从肠风论治。脾主运化，胃主受纳，若因长期饮食失调，劳倦内伤或病久缠绵，均可导致脾胃虚弱，不能受纳水谷和运化精微，运化不及，水谷停滞，清浊不分，混杂而下，而成本病。情志失调、饮食不节导致内伤脾胃，水湿运化失调，而致湿邪下注于肠道成泻；或因外感寒湿，湿邪内盛于胃肠，致肠胃气机受阻，则腹痛肠鸣，粪质稀溏。三焦为气升降之枢纽，又为水液运行通道，三焦郁滞不畅，气化失司必然导致水液代谢失衡，下注于肠而成泄泻。故其基本病机可总结为风气乘脾，肝脾不和，湿邪内盛、三焦不畅。

在本案中，患者中年女性，病史 2 年，常于进食生冷、辛辣后大便次数增多伴腹痛，结合症状及舌脉属肝郁脾虚、三焦郁滞、寒热错杂。肝为风木之脏，主疏泄而藏血，其气升发，若疏泄太过，则气机下行而成风，风行肠间，故见肠鸣而腹痛。脾虚失运，水谷不化精微，湿浊内生，混杂而下，发生泄泻。故肝郁脾虚，肝疏泄太过二者互为因果。而脾胃运化功能不及，则必然影响水谷的输化吸收，稍多食或饮食不慎，即可呆胃滞脾，宿食内停。IBS 日久，加之失治误治，脾气亏虚，气不上行，清阳不升，升举无力则中气下陷，临床常见脱肛之症。脾病日久，损伤肾阳，阳气不足，脾失温煦，则阴气更甚，令人洞泄不止。三焦主气升降与水液运行，三焦郁滞不畅，合肝郁脾虚之气机错杂，共成本病。

故治疗行以健脾化湿，疏肝行气，调畅三焦，清上温下。因女子以血为本，且患者平素痛经，为瘀血阻滞胞宫，故方中加入活血养血之品。炒白术甘温，具有健脾益气、燥湿利水、止汗、安胎的功效，用之以健脾利湿止泻；白芍味苦、酸，性微寒，养血调经，敛阴止汗，柔肝止痛，平抑肝阳。二者相配，尤适于 IBS 肝郁克脾所致腹痛即泻。益智仁味辛，性温，温脾止泻摄涎，暖肾缩尿固精。山药甘平，具有健脾、补肺、固肾、益精之功。木香、砂仁芳香行气，健运脾气，也有行气止痛之效。而阿胶珠为血肉有情之品，配以当归尾，养血活血最为见长。诸药配伍，共奏健脾疏肝、调畅三焦之功。

（二）肠易激综合征肾中精气亏损案

患者男，55 岁。

主诉：大便溏泄不成形 5 年。

现病史：大便溏泄不成形 5 年，受凉后腹痛伴大便次数增多明显，周身乏力，腰膝酸软，小便泡沫较多，浑浊如絮，夜尿 3～4 次，食欲及睡眠可。舌红苔白腻，脉沉细。

西医诊断：腹泻。

中医诊断：腹泻（肾中精气亏损）。

治法：健脾利湿，补肾填精。

处方：砂仁 6g，茯苓 30g，绵萆薢 15g，蚕沙 10g，赤芍 15g，炮姜 9g，益智仁 9g，防风 9g，全蝎 6g，鸡内金 6g，焦杜仲 10g，仙茅 10g，淫羊藿 10g，仙鹤草 30g，功劳叶 15g，金樱子 10g，炒芡实 15g，生麦芽 30g，紫河车 15g，远志 6g，姜半夏 9g，巴戟天 10g，枳壳 10g。7 剂，水煎服，每天

1 剂。

二诊：大便较前成形，每天 1～2 次，便前仍有腹痛，小便泡沫已无，夜尿减少为 2 次，乏力明显改善，口干苦，伴胃脘灼热不适。舌偏红苔薄黄，脉弦细。

处方：砂仁 6g，茯苓 30g，绵萆薢 15g，蚕沙 10g，炒九香虫 9g，赤芍 15g，炮姜 9g，益智仁 9g，防风 9g，全蝎 6g，鸡内金 6g，焦杜仲 10g，仙茅 10g，淫羊藿 10g，仙鹤草 30g，功劳叶 15g，金樱子 10g，炒芡实 15g，生麦芽 30g，紫河车 15g，远志 6g，姜半夏 9g，巴戟天 10g，枳壳 10g，柴胡 10g，黄芩 10g。7 剂，水煎服，每天 1 剂。

按：患者老年男性，腹泻日久，肾中精气亏损，故见腰膝酸软，尿中白浊，夜尿频多，故治疗以健脾利湿，合以补肾填精以固其本。炒芡实、益智仁、焦杜仲三药中，芡实味甘、涩，性平，具有益肾固精、补脾止泻、除湿止带之功效；益智仁味辛，性温，温脾止泻摄涎，暖肾缩尿固精；杜仲味甘、微辛，性温，功可补肝肾，强筋骨。三者合用，脾肾同治，尤适用于 IBS 反复发作者。紫河车血肉有情，主诸虚百损，五劳七伤，于方中可振奋元气，补养气阴。绵萆薢长于祛水，可疏泄水道，利下焦水湿。服药 7 剂后，患者胃脘灼热，口干苦，舌偏红，苔薄黄，有化热之趋，加用柴胡、黄芩清解三焦。柴胡味苦、辛，性微寒，入肝、胆、心包、三焦经，功能疏肝解郁，疏泄少阳气机，清解肝胆邪气。黄芩味苦，性寒，能燥湿泄热，清泻少阳相火。半夏辛温，燥湿化痰，降逆止呕。柴胡、黄芩两药相伍，柴胡升清解郁，黄芩降浊泻火，一清一散，疏利肝胆。胆气犯胃，胃失和降，痰湿阻滞，二药配伍可以和解少阳，使肝胆气机调畅，胃气得降。

IBS 患者中，病久或年老体虚者以脾虚较为多见，若出现完谷不化或五更泄泻者，为脾肾阳虚。而青年人初起时常伴有肝气郁结，以肝郁脾虚较为常见。若进食生冷及受凉后容易出现肠鸣腹痛者，多夹有寒湿；若进食辛辣及饮酒后易诱发者，多伴有湿热；若患者伴有大便次数增多，泻下不成形，同时伴有胸胁苦满、食欲减退等症状，则属三焦郁滞不畅。排气、排便臭秽者常夹有食滞。IBS 存在肝郁脾虚、湿邪内阻的根本病机，故治疗以疏肝健脾、利湿止泻为基本治则，选择痛泻要方为其主方。若患者以大便不成形为主，则用炒白术，若大便秘结不通，则用生白术。同时，结合其寒热虚实之不同，夹食夹瘀之所异，或温化寒湿，或清热利湿，或消食导滞，或温肾健脾，久泻者还需适当使用固涩止泻之法。

四、溃疡性结肠炎

溃疡性结肠炎湿热蕴结案

患者男，41 岁。

主诉：腹痛伴黏液脓血便反复发作 3 年余。

现病史：腹痛伴黏液脓血便反复发作 3 年余，3 年前于当地医院行肠镜及病理检查诊断为溃疡性结肠炎，病变范围为乙状结肠以下至直肠。口服"艾迪莎"治疗 1 年余后腹痛缓解，大便未见黏液脓血，已停药近半年。1 个月前进食羊肉后再次出现腹痛，大便次数增多，可见较多脓血，伴肛周下坠灼热不适，自服"艾迪莎"1g，每天 1 次，症状未见缓解，现每日排黏液脓血便 6 ~ 7 次，每次量约 50mL，里急后重，左下腹持续隐痛，排便后症状缓解不明显，偶有腹胀，无发热，无恶心呕吐，纳食尚可，夜寐安，周身倦怠乏力，腰酸惫，小便调色黄。形体偏瘦，舌淡红，苔黄厚腻，舌下有瘀斑，脉濡，尺脉弱。

西医诊断：溃疡性结肠炎。

中医诊断：痢疾（湿热痢）。

处方：

口服方：白扁豆 10g，山药 15g，金银花炭 10g，木香 6g，砂仁 3g，黄连 10g，姜半夏 10g，艾叶炭 10g，赤芍 10g，炒白芍 15g，阿胶珠 15g，生地榆 30g，仙鹤草 30g，功劳叶 15g，炮姜炭 10g，熟大黄 6g，焦杜仲 15g，补骨脂 10g，枸杞子 10g，巴戟天 15g。7 剂，水煎服，每天 1 剂。

灌肠方：马齿苋 60g，苦参 30g，白及粉 15g，整三七 10g，生地榆 30g，槐花 15g，细辛 3g，诃子 10g。7 剂，水煎 100mL，保留灌肠，每天 1 次。

二诊：现每日排便 3～4 次，脓血较前减少，肛门仍感灼热，仍有里急后重感，左下腹隐痛减轻，现排便前仍有腹部不适，乏力略改善，舌偏红，苔厚腻，舌下有瘀斑，脉细滑尺弱。

口服方：白扁豆 10g，山药 15g，金银花炭 10g，黄连 10g，赤芍 10g，炒白芍 15g，木香 6g，砂仁 3g，艾叶炭 10g，阿胶珠 15g，生地榆 30g，仙鹤草 30g，功劳叶 15g，炮姜炭 10g，熟大黄 6g，焦杜仲 15g　补骨脂 10g，枸杞子 10g，巴戟天 15g，焦三仙各 15g。7 剂，水煎服，每天 1 剂。

灌肠方：马齿苋 60g，生地榆 30g，白及粉 15g，整三七 10g，槐花 15g，青黛 10g，细辛 3g，诃子 10g。7 剂，水煎 100mL，保留灌肠。

三诊：大便每日 2 次，色黄，不成形，黏液脓血明显减少，无腹痛及里急后重，倦怠乏力好转，偶有上腹部胀满，口干。舌淡红，苔黄腻，舌下有瘀斑，脉濡弱。

口服方：黄连 10g，炒白芍 15g，木香 6g，砂仁 3g，白扁豆 10g，生山药 15g，金银花炭 10g，艾叶炭 10g，阿胶珠 15g，生地黄 30g，仙鹤草 30g，功劳叶 15g，炮姜炭 10g，熟大黄 6g，鲜石斛 15g，焦三仙各 15g。7 剂，水煎服，每天 1 剂。

灌肠方：马齿苋 60g，生地榆 30g，白及粉 6g，整三七 10g，槐花 15g，青黛 10g，细辛 3g，诃子 10g。7 剂，水煎 100mL，保留灌肠。

四诊：大便每天 1 次，色黄成形，已无黏液脓血，无明显腹痛，上腹胀满好转，腰酸痛已无，体力好转，患者自行停服"艾迪莎"。舌淡红，苔薄黄腻，脉濡细。

口服方：黄连 10g，炒白芍 15g，木香 6g，砂仁 3g，扁豆 10g，山药 15g，生地榆 30g，仙鹤草 30g，功劳叶 15g，炮姜炭 10g，熟大黄 6g，鲜石斛 15g，玉竹 15g，焦三仙各 15g，赤石脂 10g，全瓜蒌 30g。14 剂，水煎服，每天 1 剂。

灌肠方：蒲公英 60g，生地榆 30g，土茯苓 30g，白及粉 6g，整三七 10g，槐花 15g，青黛 10g，细辛 3g，诃子 10g。14 剂，水煎 100mL，保留灌肠。

五诊：大便每天1次，色黄不成形，无黏液脓血，无腹痛腹胀，食欲尚可，近日腰酸痛又作，口干明显。舌淡红，苔薄黄腻，舌下瘀斑减轻，脉细涩。

口服方：黄连10g，炒白芍15g，木香6g，砂仁3g，白扁豆10g，山药15g，阿胶珠15g，生地榆30g，仙鹤草30g，功劳叶15g，炮姜炭10g，熟大黄6g，鲜石斛15g，玉竹15g，川续断15g，焦杜仲15g，补骨脂10g，枸杞子10g，巴戟天15g，焦三仙各15g。14剂，水煎服，每天1剂。

灌肠方：蒲公英60g，生地榆30g，土茯苓30g，白及粉6g，整三七10g，槐花15g，青黛10g，细辛3g，诃子10g。14剂，水煎100mL，保留灌肠。

六诊：复查肠镜示直肠黏膜充血水肿，未见明显溃疡灶。调整给药方法为口服药与外用药交替使用，继用前方治疗。

按：溃疡性结肠炎（UC）是一种以腹痛、腹泻、黏液脓血便为主要表现，病因尚未明确的慢性非特异性结肠炎症性疾病。就腹痛、黏液脓血便、里急后重等症状特点而言，本病归为中医"痢疾""滞下""肠澼"等范畴。

脾气虚弱为UC发病基础病机。UC患者无论是先天禀赋不足，还是后天过用失养，大都存在脾胃亏虚的基本状态。脾虚失运，则水湿、水谷不化；肾失温煦，则胃不能腐熟水谷。且大多UC患者精神压力较大，情绪易波动，经常处于紧张焦虑状态。脾在志为思，长期精神紧张、思虑过度均可伤脾，致脾虚运化不利；再者，临床常见UC患者因工作、生活劳累或作息不规律而导致疾病发生或复发，劳倦耗伤气血，脾胃更虚，食入不消，清浊不分而致病情反复。

湿热瘀阻是本病反复发作、迁延不愈的根本原因。UC常于夏秋季节发病或复发，概因夏秋季节湿热当令，加之脾胃运化功能偏弱，导致中气虚损，运化无力，受纳失司，谷停为滞，水停为湿，日久化热，积滞湿热蕴结肠中。腑气不通，肠络瘀滞，热毒益盛，血败肉腐而见腹痛、下利脓血。UC患者病程缠绵，久病损伤脾胃，致受纳无权，健运失职。需在生活起居上悉心调养，使脾胃得健，水湿得化，积滞得消，气血调和，方能防止疾病复发。UC临床常见腹痛，腹痛性质以刺痛为主，部位固定不移，脓血便色多暗红，且舌暗伴瘀点、瘀斑，为瘀血内阻之象；瘀血长期存留局部，致新血不生，同时阻滞气机，使积滞不得下，导致疾病反复发作，迁延不愈。故湿热瘀阻贯穿UC发病始终。

因此，UC一方面存在脾胃虚弱的正虚表现，另一方面又有湿热瘀阻于肠道的邪实之证。湿热羁留于肠道不除，则血行不畅，瘀血更甚；瘀血不除，则气机不畅，肠腑运动失调，而湿热更难下；瘀血与湿热共同为患，使邪气内伏，伺机复发，疾病缠绵不愈。故湿热羁留，气血失和为UC反复发作、缠绵不愈的核心病机。

患者中年男性，本次发病正值夏季，诱因为进食羊肉，考虑夏季暑热流行，加之羊肉为辛热之品，进食后易化湿生热，故见肛门下坠伴灼热不适；湿热灼伤肠腑脂膜而见脓血便，结合舌脉辨其状态属UC活动期，湿热为患，故治疗以健脾利湿、行气活血、清热除滞为主。

金银花味甘性寒，归肺、胃经，可疏散风热，清热解毒，炭用可凉血止痢。大黄味苦性寒，归胃、大肠、肝经，能泄热毒，破积滞，行瘀血。大黄酒制后泻下力缓，活血解毒之功增强，若为大黄炭则以凉血止血见长。黄连味苦，性寒，归心、脾、胃、肝、胆、大肠经，可清热燥湿，泻火解毒。白扁豆甘平敛涩，补土治泄，于脾虚有湿之时尤为适宜。而山药甘平，入肺、脾、肾经，能健脾补肺，固肾益精。二者共奏健脾化湿之功。赤、白二芍合用，清热凉血，祛瘀止痛之余养血敛阴。地榆味苦、甘、酸，性微寒，无毒，入大肠、肝二经，主下部积热之血痢，治肠风湿热下血。在调治数诊之后，湿热既去，虚象显现，此时则酌加补肾填精之品；后期邪去阴血损伤，加入石斛、玉竹、阿胶以扶其正。石斛甘平，补虚羸，强阴益精，养胃生津，滋阴除热。玉竹甘平柔润，能养肺胃之阴而除燥热，作用缓和但不滋腻敛邪。阿胶甘平，入肺、肝、肾经，为血肉有情之品，有滋阴养血之效。

五、慢性腹泻

腹泻肝郁脾虚，三焦郁滞案

患者男，51 岁。

主诉：间断腹泻 4 年。

现病史：腹部时有隐痛，伴有脐周肠鸣，面黄肢乏，胸闷心慌，心情抑郁，烦躁，入睡困难，眠浅易醒，胸胁苦满，舌质淡，苔薄白，脉细弦。既往：慢性乙型肝炎病史 12 年。辅助检查：腹部 B 超、下消化道肠镜、大便培养等均未见异常。

西医诊断：腹泻。

中医诊断：腹泻（肝郁脾虚，三焦郁滞）。

治法：疏肝健脾，调畅三焦。

处方：炒防风 10g，炒白术 15g，炒白芍 30g，陈皮 10g，醋柴胡 12g，炒枳壳 12g，炒白扁豆 15g，山药 15g，炒薏苡仁 15g，茯苓 12g，炮姜炭 12g，仙鹤草 30g，生甘草 5g。14 剂，水煎服，每天 1 剂。

二诊：患者 14 天后复诊，诉服药前 2 天，便次比就诊前多，每天 7 ~ 8 次，先干后溏，3 天后大便次数逐渐减少，每天 3 ~ 4 次，但大便仍不成形，脐周肠鸣已消失，伴口干，乏力，小腹怕凉，仍有隐痛，腰酸腰疼，右胁下胀闷不舒。辨证为肝血虚，肝胆经气不畅，加之脾虚运化不健，脾肾阳虚，故久泻不愈。治法：疏肝益脾，温补脾肾，调畅三焦经络。

处方：生黄芪 20g，党参 15g，山药 15g，炒白扁豆 15g，炒白术 12g，炒白芍 30g，茯苓 12g，乌药 10g，小茴香 10g，葛根 15g，醋柴胡 12g，菟丝子 15g，炒枳壳 10g，炮姜炭 12g，仙鹤草 30g。14 剂，水煎服，每天 1 剂。

三诊：药后症情大有改善，每天大便 2 ~ 3 次，便质初硬后溏，腹痛已除。原方合宜，继服 14 剂。

四诊：大便每天 1 ~ 2 次，成形，稍微乏力。以上方略有出入调整，连服近 2 个月，诸症悉除。

按：腹泻是指粪便稀薄，且次数超过每天 3 次，排便量超过每天 200g，一般将病程 >4 周或反复发作者定义为慢性腹泻。腹泻属中医"泄泻"范畴，是以排便次数增多，粪便稀溏，甚至泻出如水样为主症的病证。泄者，泄漏之意，大便稀溏，时作时止，病势较缓；泻者，倾泻之意，大便如水倾注而直下，病势较急。本病证是一种常见的脾胃肠病证，一年四季均可发生，但以夏秋两季多见。

腹泻的病因有脏腑虚弱、饮食所伤、感受外邪、情志失调等。慢性腹泻的基本病机为脾胃虚弱，湿阻中焦，脾肾两虚。足太阴脾经与足阳明胃经络属于脾胃，脾和胃互为表里，机体的消化运动主要依赖脾和胃的生理功能。脾胃为气血生化之源，后天之本。脾气充足，则能运化水谷精微，而后能滋养全身。脾气不足，则运化无力，水谷不能化为精微，合污而下则泻。若先天禀赋不足，脾胃无以运化水谷而致腹泻反复。慢性腹泻与脾虚关系密切，气虚久必及阳，脾阳日衰，损及肾阳；或由于患者先天不足，肾阳本亏，不得温煦脾阳，火不暖土，则致脾失温运，均可致使泄泻久治不愈。

此案患者有乙型肝炎病史 12 年，后又有肠鸣、腹泻，面黄肢乏，胸闷心慌，心情抑郁，烦躁，入睡困难，眠浅易醒，胸胁苦满等症。前医以脾虚肝郁、湿阻肾虚等辨之，均未取得明显效果。姜良铎接诊后，结合病史，认为患者处于肝郁脾虚，三焦郁滞，中焦运化不健，升降失常状态，治拟疏肝健脾、调畅三焦之法治疗，初步取得疗效，继则细审临床症状而综合分析。患者乙型肝炎病史长久，肝脏本已血虚，肝胆经气不畅，疏泄失常，不能运脾，加之脾脏本虚，运化不健，脾肾阳虚，故久泻不愈。治以疏肝益脾，温补脾肾，调畅三焦经络，使肝气疏达，脾运得健，则泄泻自愈。治疗中首重舒畅三焦气化，而非补益脾肾，此处的脾肾虚由脾肾气化障碍所致，而不是脾肾精气原发性的亏虚，因为三焦是脏腑气化的场所、水液代谢的通路，三焦郁滞则水湿不行，气化障碍，用大量补药只能使气机更加壅滞，虚者更虚。此时治疗的切入点就在于疏畅三焦，辛开苦降、寒温并用、平调寒热。

山药补中益肾，益气力，麸炒可增强补脾止泻作用；党参补脾养胃，健运中气，与炒白术、炒扁豆同用，使得脾胃功能增强；乌药辛温，归脾、肾经，行气止痛，《本草求真》言其"无处不达，故用以为胸腹逆邪要药耳"；小茴香辛温，有祛寒止痛、理气和胃之功。仙鹤草又名"脱力草""泻痢草"，味苦燥湿，味涩能收敛固肺，具有补虚消积功能，又具解毒、活血止血之功；入脾经可化滞涩肺止泻，功能健脾补虚，清热止血，《百草镜》曰："下气活血理百病，散痞满，跌仆吐血，崩痢、肠风、下血"。治疗本病，姜良铎亦喜用之，取其健脾清热之功。枳壳味辛、苦、酸，性微寒，无毒，入肺、肝、胃、大肠四经。《雷公炮制药性解》中称此"主下胸中至高之气，消心中痞塞之痰，泄腹中滞塞之气，去胃中隔宿之食，削腹内连年之积，疏皮毛胸膈之病"。因此，通畅三焦，枳壳必不可少。

六、功能性消化不良

功能性消化不良食滞伤中，脾运失健案

患者男，26岁。

主诉：胃脘胀满1个月。

现病史：患者近1个月无明显诱因出现胃脘胀满，烧心反酸，嗳气频频。纳少，眠可，二便调。舌质稍红，苔黄白腻，脉弦滑。

西医诊断：功能性消化不良。

中医诊断：腹胀（食滞伤中，脾运失健）。

治法：消食导滞，理气和胃。

处方：木香10g，砂仁5g，枳壳12g，旋覆花12g，代赭石10g，陈皮12g，香附15g，槟榔10g，焦三仙各10g，厚朴10g，吴茱萸6g。5剂，水煎服，早晚分服。

二诊：服药平妥，烧心、反酸明显改善，胃脘胀满、嗳气渐缓。二便调，舌质稍红，苔黄白腻，脉弦滑。处方：上方去吴茱萸，加白术10g，太子参15g。7剂，水煎服，早晚分服。

三诊：药后诸症缓解而未尽除。近日偶感恶心，食欲差。舌质稍红，苔白腻，脉弦。处方：上方加竹茹15g，鸡内金6g，法半夏9g。5剂，水煎服，早晚分服。

四诊：诸症明显减轻，饮食过量稍感不适。舌质稍红，苔白，脉弦。处方：上方继服5剂，水煎服，早晚分服。

按：消化不良主要包括上腹部疼痛、上腹部烧灼感、餐后饱胀和早饱感，还可合并如上腹部胀气、恶心、呕吐及嗳气等其他症状。功能性消化不良是指具有慢性消化不良症状，但不能用器质性、系统性或代谢性疾病等来解释的一种功能性胃肠病。中医古籍中并无消化不良这一病名，根据其症状可以与"痞满""胃痛""嘈杂""嗳气""呃逆""呕吐"等病相对应。

本病可由禀赋不足、脾胃虚弱，饮食不节、食滞胃肠，情志不畅、肝气郁结，内伤外感、湿热中阻，日久失治、寒热错杂或虚火内盛、胃阴不足等诸多因素导致。脾胃损伤之后，脾气虚弱，运化失司，形成食积、湿热、瘀血等病理产物，阻于中焦，气机阻滞，升降失常，而后产生脘腹胀满、疼痛、嘈杂、嗳气等一系列症状。

脾胃同居中焦，为气机运化之枢纽。脾主升清，胃主降浊，共司水谷的纳化吸收，升清降浊，纳运如常，则胃气调畅。如胃气不降则糟粕不能下行，其在上则胸闷哽噎，在中则胃脘胀痛，在下则大便秘结；若胃气不降反升，可致嗳气呃逆，恶心呕吐，反酸烧心等；若脾气不升，则不能运化精微，可致餐后脘闷，食后思睡、腹胀腹泻、消瘦乏力、精神倦怠等；若脾气不升反降，则中气下陷，症见腹部坠胀，肛门坠胀，大便滑脱失禁。同时，中焦气机顺畅，尚赖肝之条达，若肝气郁结，侮脾犯胃，影响中焦气机运行，亦致本病。因此，本病病位在胃，主要涉及肝、脾二脏，情志不畅和饮食积滞存在于发病的整个过程，脾虚气滞是其中心要点。

本病的病性属本虚标实之证，脾虚为本，气滞、血瘀、食积、痰湿为标；病初以邪实为主，久则虚实夹杂，寒热错杂。饮食停滞，痰湿阻滞，中焦不利，脾胃虚弱。病初多由外邪、饮食、情志不遂所致，邪犯脾胃，中焦不利，升降失司，病因单一，病机单纯，表现为实证；病久损伤脾胃，中气不足，可由实转虚，如寒邪日久损伤脾阳，热邪日久耗伤胃阴，多见脾胃虚寒、胃阴不足等证候，则属虚证。然脾胃虚弱，健运失司，既可停湿生饮，又可食滞内停，而实邪内阻，又会进一步损伤脾胃，终至虚实并见的复杂病机。

治疗讲求审证求因、审因论治，以疏肝健脾、和胃理气为治疗原则。根据患者就诊时的具体状态，施以治疗。中医认为，脾主升清、胃主通降，以脾升胃降来概括机体整个消化系统的生理功能。虽然肝郁是功能性消化不良的核心病机，但肝郁脾虚气滞导致的胃失和降、胃气上逆才是功能性消化不良症状出现的共同病理环节，所以消化不良患者多有上腹痛、腹胀、早饱、嗳气、恶心等胃失和降的临床症状。胃肠动力中药能增强胃肠蠕动，促进排空，具有降逆止呕、消痞除满、健脾和胃、攻积导滞等作用，或健脾行气散结，或疏肝理气和胃，或补气健脾散寒，或清热化湿和中，或辛开苦降和胃。同时兼顾化湿祛痰、祛瘀散结、消食导滞、制酸止痛之法，标本兼治。

本案患者没有明确的伤食史，然根据其脉证舌苔，可辨为食滞伤中，脾运失健。患者为青年男性，体质可，病为实邪，故予以消食导滞、理气和胃之法，在此基础上加健脾益气之药，以助脾胃运化恢复。其中厚朴苦辛温，入脾、胃、肺、大肠经，有消食导滞作用，《本草经集注》记载："厚朴温中，益气，消痰下气，疗霍乱及腹痛，胀满，胃中冷逆……厚肠胃。"木香、砂仁二药以芳香之性行气调中，旋覆花、代赭石二药降逆化痰，益气和胃。焦三仙三药合用，消积化滞之余健运脾胃。二诊症状缓解，观其脉证，着意于顾护中焦，于前方之中再加白术、太子参培补脾气。三诊中主症近除，稍有余邪，加竹茹、法半夏二味降逆止呕，鸡内金消积开胃，以尽全功。因伤食之证或因虚伤食，或因实致虚，多虚实夹杂，要权衡轻重缓急，并结合体质之强弱，灵活施治。

第三节 其他系统疾病

一、肺源性心脏病

患者女，56岁。

主诉：咳嗽，喘息反复发作50余年。

现病史：咳嗽，喘息反复发作50余年。自幼起病，每年冬春咳喘频发。近10年发展为平时即有胸闷，呼吸困难，活动后喘息，严重时咳喘不能平卧，伴少尿，下肢浮肿。曾在某西医院住院诊为肺气肿、肺源性心脏病。刻下：咳嗽，咳黄痰，痰量少而黏，喘息，胸闷，乏力，纳差，腹胀，足背胫前浮肿，尿少，大便尚调。舌质紫暗苔薄黄腻，脉沉弦滑。

西医诊断：肺源性心脏病。

中医诊断：肺胀（气虚气滞血瘀，痰阻水停）。

处方：炙黄芪15g，黄精15g，紫河车15g，姜半夏9g，瓜蒌30g，知母10g，贝母10g，白果9g，广地龙15g，葶苈子15g，桑白皮15g，黄芩15g，黛蛤散20g，赤芍12g，白芍12g，丹参15g，厚朴10g，猪苓30g，车前子10g（包），7剂，水煎服，每天1剂。

二诊：药后咳嗽、喘息、下肢浮肿减轻，痰少，困倦，夜寐不安。舌质紫暗苔薄黄腻，脉沉弦滑。前方加整三七6g，牡丹皮12g，14剂，水煎服，每天1剂。

三诊：已无咳嗽咳痰，胸闷减轻，动后稍有喘息，尿量增多，下肢不肿，口干思饮，偶有腰酸膝痛，大便调，纳可，眠安，舌质暗红，苔薄黄少津，舌根苔厚，脉沉弦细。前方加生地黄、熟地黄各15g，金沸草15g，茅根、芦根各30g。14剂，水煎服，每天1剂。

按：肺源性心脏病，简称肺心病，是呼吸系统疾病（包括支气管、肺组织、胸廓或肺血管病变）导致右心室结构和（或）功能改变的疾病，肺血管阻力增加和肺动脉高压是其中的关键环节。诊断须排除先天性心脏病和左心病变引起者。慢性肺心病属于中医"肺胀""喘病""水肿"等范畴，与本病相关记载散见于历代中医文献中。慢性肺心病的形成是一个长期演变的过程，长期的喘咳慢性消耗导致肺、脾、心、肾气偏虚，元气不足；气因虚而滞，推动无力，致血停成瘀；脾虚水湿成痰，肺虚津凝成痰；心肺阳气不足，上焦水气不散，脾虚中焦水液不能运化，肾虚下焦水液不能气化，而有三焦水液停滞。所以，肺心病的脏腑病机状态是以心肺气虚为中心，涉及脾、肾、三焦。本病是在气虚的基础上，气滞血瘀、痰阻水停互相交结的状态，简言之是五脏元气虚基础上的不通状态。其核心状态病机：气虚血瘀是肺心病的核心状态，长期存在，贯穿始终。而基本病机中的气滞、痰阻、水停则相对易受内外病因的影响，可变性比较大。

慢性肺心病的基本病机相当复杂。感受外邪，痰浊壅盛，肺气壅滞，清气不入，浊气不出，演变为呼吸衰竭状态；心气逆满，血瘀水停，三焦气化失司，水气凌心，演变为心衰状态；痰阻气道，清气不入，浊气不出，痰蒙神窍，演变为肺性脑病状态。这几种严重的状态可以重叠演变。临床辨证论治遵循"急则治其标，缓则治其本"的原则。而"从态论治"是在此原则指导下的进一步完善，是在把握该疾病发展规律和当前状态的基础上，对其下一步发展趋势作的初步预判以指导治疗。总的原则是补虚祛邪，补虚化瘀贯穿始终，祛痰利肺以祛浊生清，通焦利水以养心肺。肺心病五脏元气虚主要表现在肺、脾、肾三脏的虚损，因此平时应补肺、健脾、纳肾以稳定基础状态。血瘀则持续存在，补虚同时必须化瘀。当疾病急性加重出现呼吸衰竭状态、心衰竭状态时，元气的耗损加大，气滞血瘀加重。此时在祛邪化痰的基础上，补虚化瘀仍需继续。痰浊是肺心病核心的病理产物，决定着疾病的转归方向。痰阻于肺，气道不畅，浊气难出，清气不入，病情加重；痰出气畅，吸清呼浊，病情减轻。因此，祛痰是治疗肺心病重要的措施。三焦是元气通道，也是水液通道。正如张景岳所说："上焦不治则水泛高原，中焦不治则水留中脘，下焦不治则水乱二便。三焦气治，则脉络通而水道利，故曰决渎之官。"三焦元气虚，肺气不宣、脾气不运、肾失气化，导致水液不归正化，弥漫三焦，滞留血脉，泛溢肌肤，气虚水停则五脏负担加重，尤以心肺为重，而见呼吸衰竭状态、心衰竭状态。通焦利水不是单纯的利尿，而是补元气，通三焦，恢复三焦气化，使津液正常布散而水饮得化，心肺得以休养。

本案患者长期咳喘，肺失宣降，肺气耗散，肺胀虚喘，痰阻气滞而喘息胸闷；心肺阳气不振，肾虚水气不化，水性趋下而有足肿。肺虚及脾，脾虚而有乏力、纳差、腹胀。舌质紫暗为血瘀征象。整个病机符合肺心病阶段气虚、气滞、血瘀、痰阻、水停的基本状态。痰郁有化热趋势，故痰黄；肺气不畅，腑气不降，故腹胀。炙黄芪、黄精、紫河车温肺健脾补肾，培元固本补虚；姜半夏、瓜蒌、贝母化痰理肺，半夏燥湿化痰、降逆平喘，浙贝母清热化痰，全瓜蒌清热化痰，宽胸润肠，三药合用化痰降气，宜于痰阻于肺、肠腑不润者；白果、广地龙降肺平喘；葶苈子、桑白皮泻肺利水；黄芩、黛蛤散清肺热；赤芍、白芍、丹参理血化瘀；猪苓、车前子利水；厚朴降气。整个方子针对状态病机，补而通之。二诊久病瘀血难以速化，加三七、牡丹皮化瘀生新。三诊水气已去而见津伤，心肺气定而显肾虚，前方加生地黄、熟地黄、茅根、芦根以滋阴生津。

二、病毒性心肌炎

患者女，17岁。

主诉：心慌，气短1年余，加重伴胸前区疼痛1个月。

现病史：心慌，气短，运动后偶觉胸前区憋闷疼痛，常有心搏漏跳感，易疲乏，食纳可，二便调，夜眠差。舌红，舌体胖大，舌边有齿痕，苔黄腻，脉促。查体：心率109次/分，心音低钝，律不齐，可闻及早搏5次/分，各瓣膜听诊区未闻及病理性杂音。

西医诊断：病毒性心肌炎。

中医诊断：心悸（水湿化热）。

治法：益气扶正，祛瘀化湿。

处方：四味宁心汤加减。丹参10g，西洋参10g（另煎），玄参10g，苦参 6g，麦冬 12g，桂枝 10g，炒枣仁 15g，生山楂 10g，炙甘草 15g。7 剂，水煎服，每天 1 剂，分早晚两次饭前温服。

二诊：自觉胸闷、气短、心慌症状有所好转，仍偶有胸前区刺痛感。

于原方中加入桃仁 6g，红花 6g，余药不变，守方 7 剂。

三诊：患者诉气短较前明显好转，仍心慌，于上方中加入五味子 15g，坚持服药 15 剂，后诸症皆消，复查心电图为窦性心率，心率 83 次/分，继服养心之剂以善后。

按：病毒性心肌炎是指嗜心肌病毒感染引起的以心肌间质炎性细胞浸润、心肌细胞坏死、心肌细胞变性等为主要病理表现的局限性或弥漫性非特异性炎症病变，有时可累及心包或心内膜。本病好发于青壮年，是青少年不明原因猝死的主要原因之一。《中医临床诊疗术语》中将其定名为"心瘅"，指因外感温热病邪，或因手术创伤，温毒之邪乘虚而入，舍于心，损伤心之肌肉、内膜，以发热、心悸、胸闷等为主要表现的内脏瘅病。

患者因失治误治后进入病毒性心肌炎迁延期，表现为气阴两伤、痰瘀互结、水湿内生，虚实夹杂之候。姜良铎认为，正气不足、素体虚弱，温邪热毒乘虚侵心，是病毒性心肌炎发生的主要原因。温热毒邪侵袭肺卫，由表入里，致肺经郁热。叶天士言"温邪上受，首先犯肺，逆传心包"。心肺同居上焦，肺朝百脉，与心脉相通，故肺经郁热，浸淫及心，烁灼气阴，致使心气亏虚，推动血行无力，形成瘀血，瘀阻血脉，病情渐重，出现心悸、气短，胸痛憋闷，动则加剧之心伤征象。因此，温热毒邪是本病的发病关键；正气不足，素体虚弱，脾失健运，生湿酿痰。痰瘀互结，痹阻血脉经络，进一步导致气血滞涩不畅，加重病情，出现心悸、胸闷、气短等心脉痹阻之象。痰浊瘀血不仅是病毒性心肌炎病程中的病理产物，同时亦是致病、加重病情的重要因素；心为君主之官，主血脉，若素体心气不足，感受邪毒，则易犯于心，导致心主血脉的功能减退而出现胸闷、心悸、脉结代等症。正如《诸病源候论》所述："心藏神而主血脉，虚劳则损伤血脉，致令心气不足，因为邪气所乘，则使惊而悸动不安。"病机：根据本病的临床表现，总属本虚标实之状态。正气亏虚为本，邪毒、瘀血、痰浊痹阻心脉为标。纵观病毒性心肌炎的发生发展过程，毒、瘀、痰、虚四者，互相胶结，不同时期，不同体质，各有侧重。整个病理过程中，温热毒邪侵犯机体，内舍于心，伤阴耗气是基本病理改变。本病病位在心，以气阴两虚为本，以热毒、痰、瘀为标。急性期热毒较为突出，病至中末期和后遗症期，瘀血证逐渐显露，而气阴两虚的本质贯穿病变的始终，以中后期更为明显。

本病总属本虚标识，以正虚为本，毒、痰、瘀为标，因此在辨识本病的过程中应辨清虚实轻重的状态。本病的主要致病因素为温热毒邪，根本病机在于正气亏虚，故扶正祛邪的治疗原则当贯穿治疗始终。另外，还应结合现代诊疗思维及手段，辨别原发疾病，详细了解患者原有的疾病，如上呼吸道感染、咽炎等。详细掌握患者的体温、心率、全身倦怠感、肌肉酸痛、恶心、呕吐、心悸、胸痛、呼吸困难、水肿以及心音、肺部啰音和血压等情况。结合患者的胸片、心电图、非特异性炎症指标检测等情况，对本病进行针对性治疗。

本案治疗当益气扶正、祛瘀化湿。故用西洋参、麦冬益气养阴，清热生津，二药同用，效同生脉饮；与桂枝、炙甘草共达复脉、益气、养心之效；丹参活血祛瘀生新，生山楂消食化滞、活血散瘀；酸枣仁宁心安神。二诊时患者偶觉胸前区刺痛，为瘀血阻滞心脉，不通则痛，加入桃仁、红花活血化瘀之品，加强活血化瘀之效。三诊时患者胸痛症状好转，仍觉心慌，加入五味子，与西洋参、麦冬共组生脉饮，以达益气养阴、稳心安神之效。

三、慢性肾炎综合征

患者男，49岁。

主诉：双下肢水肿3天。

现病史：3天前受凉后出现咳嗽、发热，体温最高达37.7℃，鼻塞，流浊涕，口干咽燥，乏力明显，畏寒，腰酸腿软，双下肢水肿明显，舌暗淡苔白厚腻，脉弦细。既往慢性肾炎病史10年，在姜良铎门诊规律随诊近4年，尿蛋白波动在（±）～（+）。来诊后复查尿常规：蛋白（++）。

西医诊断：慢性肾炎综合征。

中医诊断：水肿（肺脾肾气虚，湿浊血瘀）。

治法：温补肾阳，调畅气机，活血利水。

处方：柴胡 15g，桂枝 6g，黄芩 15g，姜半夏 9g，杏仁 9g，瓜蒌 30g，牛蒡子 15g，白芍 12g，赤芍 12g，知母 9g，浙贝母 9g，黄芪 15g，当归 6g，防风 9g，白术 12g，猪苓 20g，茯苓 20g，桑白皮 15g，百部 10g，紫菀 15g，白芷 10g，地龙 15g。5 剂，水煎，每天 1 剂。

二诊：5 日后复诊，体温恢复正常，鼻塞、流涕症状基本消失，咳嗽、畏寒、腰酸腿软、双下肢水肿明显减轻，仍觉咽干，少津，舌暗淡苔薄白，脉细。

处方：柴胡 15g，黄芩 15g，姜半夏 9g，杏仁 9g，瓜蒌 30g，牛蒡子 15g，白芍 12g，赤芍 12g，知母 9g，浙贝母 9g，黄芪 15g，当归 6g，党参 12g，防风 9g，白术 12g，猪苓 20g，茯苓 20g，白芷 10g，百部 10g，地龙 15g，5 剂，水煎，每天 1 剂。

三诊：外感症状全部消失。

按：慢性肾炎综合征以蛋白尿、血尿、高血压、水肿为基本临床表现，可有不同程度的肾功能减退，起病方式各有不同，病程往往比较长，进展缓慢，最终有可能会发展为慢性肾衰竭的一组肾小球疾病。中医中本无"慢性肾炎"的相关记载，根据其临床表现可归属于"水肿""尿血""尿浊"等范畴。

患者多有肾元亏虚，风寒湿热等外邪自外侵袭人体，此为基本病机，即本虚标实。《素问·水热穴论》云："故其本在肾，其末在肺。"《素问·至真要大论》指出："诸湿肿满，皆属于脾。"因此，该病病位在肺、脾、肾三脏。肺主宣发，宣散卫气于肌肤腠理之间，且肺合于皮毛，司腠理之开合，是人体皮肤抵御外邪的一道屏障。肺气亏虚，肺失宣发，卫气不能达于肌表，加之肺失司腠理开阖之功，则外邪易入里而致病。脾主运化，然脾脏虚损，脾失运化，脾气虚耗，脾不升清，谷精不循常道，谷气下流，致精微下注，则生"尿浊""水肿"，即所谓"中气不足，溲便为之变"。《素问·六节藏象论》云："肾者，主蛰，封藏之本，精之处也。"肾主水，肾主封藏与纳气，然肾气亏虚，肾失封藏与纳气，精微物质外泄，表现为水肿、蛋白尿与血尿等。故本虚包括肺、脾、肾三脏亏虚。标实指湿热、风湿、瘀血等。综上而言，肾元亏虚为慢性肾炎的根本病理改变，在此基础上，肺、脾、三焦气化功能失常，再外感风、寒、湿、热等外邪，则发为本病。

慢性肾炎的治疗，应基于培补肾元，同时以疏导气机、清热利湿、活血化瘀、利水活血的原则，以三焦脏腑为切入点，运用和解少阳、疏利三焦的方法治疗，通过调整人体表里、内外状态的平衡，使气机条达，血脉通畅。

本例患者有慢性肾炎病史 10 年，此次来诊因同时感受外邪。临床表现上，气虚为本，湿浊血瘀为标，治疗需调补脾肾气虚，通畅三焦气机，使水液得化，气血通畅，故而以柴胡桂枝汤为主方，加黄芪当归补血汤调补气血，同时予活血利水诸药，如赤芍、猪苓、茯苓、地龙等。猪苓味甘性淡，入肾、膀胱经，《本草秘录》中载其"功于行水，凡水湿在肠胃、膀胱……必须猪苓以利之"，猪苓也可主治水热互结证，利水泻火，使水自升，水升则下焦得通。茯苓甘平，分为赤、白两种，赤者归心、脾经，白者归肺、肾经，后者主渗湿利小便，茯苓除利水渗湿外，还有健脾之功效，祛邪的同时兼顾脾胃。《医方考》言"猪苓质枯轻清之象也，能渗上焦之湿；茯苓味甘，中宫之性也，能渗中焦之湿；泽泻味咸，润下之性也，能渗下焦之湿"；再加入杏仁、浙贝母、百部、紫菀、桑白皮、白芷等补肺化痰之品，达到标本兼治之效。

四、糖尿病

患者女，32 岁。

主诉：2 型糖尿病 3 个月余。

现病史：口渴、多饮、多尿 3 个月余。近 3 个月无明显诱因出现口渴、多饮、多尿，每日饮水量约 4000mL，夜尿 3 ~ 4 次，多食易饥，消瘦乏力，查空腹血糖 12mmol/L，诊断为糖尿病。舌暗红，苔薄白，脉细。

西医诊断：2型糖尿病。

中医诊断：消渴。

处方：黄芪10g，玄参15g，生地黄15g，五味子9g，竹叶10g，生石膏30g（先煎），蚕沙10g（包），地骨皮15g，羚羊角粉0.6g（冲），生石决明30g（先煎）。7剂，水煎服，每天1剂。

二诊：空腹血糖8mmol/L，双下肢轻度水肿，纳少。舌偏暗，苔薄白，脉沉。

处方：黄芪10g，玄参15g，生地黄15g，猪苓30g，竹叶10g，生石膏30g（先煎），蚕沙12g（包），地骨皮15g，羚羊角粉0.6g（冲），生石决明30g（先煎），大腹皮10g，桑白皮15g，陈皮10g，侧柏叶30g，山楂15g，知母10g。7剂，水煎服，每天1剂。

三诊：空腹血糖7mmol/L，疲乏，头痛，左腿沉，双下肢水肿，无咽痛。舌暗，苔薄白，脉沉滑。

处方：黄芪10g，玄参15g，生地黄15g，猪苓30g，竹叶10g，生石膏30g（先煎），蚕沙12g（包），地骨皮15g，羚羊角粉0.6g（冲），生石决明30g（先煎），大腹皮10g，桑白皮15g，陈皮10g，侧柏叶30g，山楂15g，知母10g。15剂，水煎服，每天1剂。

按：糖尿病是一组以高血糖为特征的代谢紊乱综合征，包括糖、蛋白质、脂肪、水及电解质等代谢紊乱。临床上可见烦渴、多饮、多尿、体重下降等症状。

糖尿病属中医"消渴"范畴。消渴是由阴亏燥热、五脏虚弱导致的，以多饮、多食多尿、形体消瘦为特征的病症。

本病主要由先天禀赋不足、饮食不节、情志失调、劳倦内伤等导致阴津亏损，燥热偏盛。阴虚为本，燥热为标，阴虚与燥热互为因果。病变脏腑着重在肺、胃、肾，而以肾为关键。对于无症状的糖尿病患者，仅有血糖升高，往往无法用阴虚燥热来解释。此类患者系糖毒内生，三焦郁滞，气、血、津、液运行受阻所致。三焦郁滞，气、血、津、液不能正常运行。气血不行致瘀，气滞血瘀成癥，成瘕，津液凝聚成湿、成痰。在上述疾病的基础上容易发生瘀、痰、湿、毒等兼夹证候。传统医家认为，消渴的基本病机是阴津亏损，燥热偏盛。但是，阴虚燥热仅仅是表象，糖毒化热，燥湿不和，三焦气化失调，不能输布津液，水液代谢异常才是消渴的病机关键。

糖尿病的治疗不仅是单纯地控制血糖。临床上，我们经常看到患者的血糖控制得非常好，但是痛苦并没有得到解决。糖尿病患者的血糖虽然控制好了，但仍然是糖尿病患者。所以，糖尿病的治疗重点是解决饮食、运动、药物与血糖的平衡问题，解决患者气、血、津、液的流通问题。

消渴初起时，阴虚与内热相互致病，正邪斗争剧烈，最终导致伤阴。口干咽燥、渴喜冷饮、尿频尿多、心烦口苦、舌干红、苔黄燥，脉细数，治宜滋阴清热，临证常以消渴方、白虎加人参汤、六味地黄丸等方加减。常用生地黄、黄连、石膏、知母、黄芩、牛膝、菊花、牡丹皮、地骨皮、竹叶等。黄连苦寒清热，专治消渴多饮水、小便甜，是治疗糖尿病胃热炽盛的首选药物，但用量不宜过大，小量久服，药效持久。

消渴病程进展，阴津损伤日久，使正气耗脱而致气阴两亏，故见口干口渴、多饮多尿、神疲乏力、少气懒言、自汗盗汗、舌淡红、苔薄白、脉弦细数。治宜益气养阴，多用黄芪、沙参、生地黄、麦冬、天冬、山药、天花粉、玄参、五味子等。

五、尿路感染

患者男，29岁。

主诉：尿频，尿急，排尿痛（病程时间不详）。

现病史：小便频，灼热涩痛，色黄，排尿不畅，有尿不尽感，大便干，会阴潮湿，多汗。每年发病2~3次。舌红苔黄腻，脉细涩。

西医诊断：尿路感染。

中医诊断：淋证（下焦湿热，肝胆郁热）。

治法：疏利三焦，清热利湿。

处方：瓜蒌30g，龙胆草6g，枳实15g，土茯苓30g，生白术15g，瞿麦

10g，肉苁蓉 30g，桃仁 9g，熟大黄 9g，虎杖 15g，当归 15g，枸杞子 15g，郁李仁 6g，茅根、芦根各 15g。7 剂，水煎服，每天 1 剂。

二诊：小便频数，排尿不畅，小腹坠胀，大便溏，每日 2～3 次，舌暗红，苔黄腻，脉细涩。

处方：瓜蒌 30g，龙胆草 6g，枳实 15g，土茯苓 30g，生白术 15g，瞿麦 10g，肉苁蓉 30g，桃仁 9g，熟大黄 9g，虎杖 15g，当归 15g，枸杞子 15g，郁李仁 6g，白茅根 15g，芦根 15g，木香 6g，大腹皮 10g，槟榔 10g。7 剂，水煎服，每天 1 剂。

三诊：药后大便次数增多，便稀不成形，肠鸣，排气通畅，腹不胀，口干黏不苦，疲乏，易外感。舌红苔黄腻，脉右弦滑，左滑缓。

处方：瓜蒌 30g，龙胆草 6g，枳实 15g，土茯苓 30g，生白术 15g，瞿麦 10g，肉苁蓉 30g，桃仁 9g，熟大黄 9g，虎杖 15g，当归 15g，枸杞子 15g，郁李仁 6g，赤芍、白芍各 15g，益智仁 9g，党参 10g。14 剂，水煎服，每天 1 剂。

四诊：药后体力佳，精神佳，现仍大便多，不成形，脂肪泻，舌暗红苔黄腻，脉滑。

处方：瓜蒌 30g，龙胆草 6g，枳实 15g，土茯苓 30g，生白术 15g，瞿麦 10g，肉苁蓉 30g，桃仁 9g，熟大黄 9g，虎杖 15g，当归 15g，枸杞子 15g，郁李仁 6g，赤芍 15g，白芍 15g，益智仁 9g，党参 10g，焦山楂 15g，炒麦芽 15g。7 剂，水煎服，每天 1 剂。

按：尿路感染（UTI）简称尿感，是一种临床上较为常见的疾病。主要指病原体在人体的尿路内部生长繁殖，尿道黏膜或者其他尿道组织被侵犯而引起的感染。尿路感染的主要表现有小便频急、淋漓不尽、尿道涩痛，或腰痛、恶寒发热等。中医将尿路感染归属于淋证、热淋、血淋、劳淋等病证范畴。汉代张仲景在《金匮要略·消渴小便不利淋证病》中说："淋之为病，小便如粟状，小腹弦急痛引脐中。"

淋证的病因、病机纷繁复杂，历代医家的相关论述极多。病因可归结于外感六淫、内伤饮食、情志不遂、房事宿疾、卫生不洁、久病劳伤等。

三焦气化失司，水液代谢失常为其基本病机。尿路感染之根本在于水液运行不畅，邪无出路。三焦为水液运行的主要通道，《灵枢·本输》言"三焦者，中渎之腑也，水道出焉，属膀胱，是孤之腑也"，而与下焦关系最为密切，《类经·藏象类》言"下焦不治，则水乱二便"。同时，三焦总司全身气机和气化功能，《中藏经·论三焦虚实寒热生死逆顺脉证之法》言："三焦者，人之三元之气也，号曰中清之府，总领五脏六腑、营卫经络、内外左右上下之气也。三焦通，则内外左右上下皆通也，其于周身灌体，和内调外，营左养右，导上宣下，莫大于此也。"尿路感染早期即有三焦枢机不利的病理表现，湿热之邪未及时除尽，则易变生热毒、瘀血、伤及气血阴阳，或日久内伏，易为外邪触动，必致旧病复发成为难治之症，故三焦化失司、水液代谢失常是尿路感染的基本病机所在，因此疏利三焦当贯穿治疗始终。

尿路感染主要有膀胱湿热、肝郁气滞、脾肾亏虚、瘀血阻滞四种状态。尿路感染初起或在急性发作阶段多属实证，以三焦气化不利、湿热蕴结膀胱为主；久病或复发多属虚证，以脾虚、肾虚、气阴两虚为主；兼有血瘀、痰湿，虚实夹杂。故辨证时要审查虚实标本，扶正祛邪。治宜标本兼治，祛邪扶正并重。在临床上也可以出现两种或者两种以上状态相互夹杂的情况。

本病例为下焦湿热，肝胆郁热所致。三焦不利，膀胱气化不行，肝胆郁热下移膀胱，膀胱气化失司，故尿频而灼热；气滞血瘀而小便滞涩疼痛。治疗以疏利三焦为法，清利湿热辅以行气活血药物。本例患者选取龙胆草、土茯苓、瞿麦、虎杖清热利湿；龙胆草大苦大寒，既能清利肝胆实火，又能清利肝经湿热；土茯苓味甘、淡，性平。入肝、胃经，解毒，除湿，通利关节。龙胆草、土茯苓、瞿麦、虎杖能清热化湿，利尿通络。熟大黄活血化瘀，兼有通便之功，使湿热之邪从大便而出。当归、桃仁、虎杖、大黄能活血化瘀；枳实、木香、大腹皮为疏肝理气药，可以调节泌尿道平滑肌的收缩，改善膀胱逼尿肌与后尿道括约肌作用失调状态，从而防止致病菌在泌尿道上黏附；疏肝理气药还可通过增强膀胱平滑肌的收缩而促进残余尿的排出。枸杞子、肉苁蓉、益智仁补肾固本，党参、白术健脾。全方祛邪兼顾扶正，防止尿路感染复发。

六、脓毒症（风温肺热病）

患者男，64岁。

主诉：发热、咳嗽、咯痰3天，加重伴喘憋5小时。

现病史：患者入院前3天因劳累后受凉出现发热，体温最高达38.7℃，咳嗽、咯痰，痰多，痰中带血丝、质黏、不易咳出，无粉红色泡沫痰，畏寒，乏力，咽干咽痛，无鼻塞、流涕，无喘憋、胸闷，无胸痛，就诊于外院，经查胸片提示"左肺炎症"，予静脉输注青霉素类抗生素（具体不详）3天，发热、咳嗽、咯痰缓解不明显。2018年8月1日7时出现喘憋，高热，精神差，嗜睡，遂由其兄和朋友邻居通过救护车将其送至我院急诊科。2018年8月1日12时进入急诊抢救室时患者神志清楚，自述时有寒战、发热，咳嗽较频繁，咳出黄黏痰，乏力，无胸痛，可平卧。入院查体：体温（T）38.7℃，心率（P）112次/分，呼吸（R）33次/分，血氧饱和度（SpO$_2$）92%（鼻导管吸氧流量3~4L/min），血压（BP）93/57mmHg。意识清楚，精神欠佳，形体较肥胖，回答准确，查体能配合。咽部红，扁桃体未见肿大。胸廓对称无畸形，双侧呼吸运动减弱，双肺呼吸音粗，左下肺可闻及湿啰音。心率112次/分，律齐，心脏各瓣膜听诊区未闻及病理性杂音。腹膨隆，柔软，无压痛、反跳痛及肌紧张，肝脾肋下未触及。双下肢无水肿。四肢肌力及肌张力正常，病理征未引出。急诊科辅助检查：急查五分类血细胞分析示白细胞13.80×10^9/L，血红蛋白（Hb）153g/L，中性粒细胞比例94.11%，淋巴细胞比例4.52%。动脉血气分析（13：06）：pH 7.383，PCO$_2$ 20.2mmHg，PO$_2$ 59.6mmHg（PaO$_2$/FiO$_2$ 180mmHg），乳酸（Lac）5.5mmol/L，HCO$_3^-$ 12.0mmol/L。生化全项：谷草转氨酶（AST）80.6U/L，CREA 200.8μmmol/L，BUN 13.7mmol/L，白蛋白（ALB）42.3g/L，Na$^+$ 130.2mmol/L，Cl$^-$ 91.7mmol/L，K$^+$ 3.93mmol/L，C反应蛋白（CRP）347.0mg/L。胸痛四项：肌钙蛋白（TNI）0.060ng/mL，肌酸激酶同工酶（CK-MB）15ng/mL，肌红蛋白（Myo）>900ng/mL，B型利钠肽原（NT-proBNP）354pg/mL。降钙素原（PCT）90.95ng/mL。胸部 CT：左下肺大片状高密度影，考虑肺部感染，建议治疗后复查。右肺轻度间质性病变。

西医诊断：脓毒症，重症肺炎。

中医诊断：脓毒症高热期；风温肺热病，热毒炽盛，痰热壅肺，热入心包。

处方：柴胡 15g，黄芩 15g，生石膏 60g，青蒿 45g，薄荷 6g，金银花 30g，连翘 20g，野菊花 15g，败酱草 30g，炙麻黄 6g，杏仁 10g，生甘草 6g，白茅根 30g，侧柏炭 15g，淡竹叶 10g，郁金 10g，芦根 20g，枳壳 15g，铁皮石斛 15g，蒲公英 30g，漏芦 15g，天竺黄 12g，人参 10g，石菖蒲 6g。上方共 6 剂，水煎，鉴于病情危重，予以每天 1.5 剂鼻饲。

服用上方及安宫牛黄丸后，热逐渐减退，患者逐渐意识清醒，守方进一步中西医结合巩固治疗。

按：迄今为止，脓毒症仍然是一个无法用"金标准"确诊的症候群。随着医学界对脓毒症的深入研究，其定义也在逐步更新。1991 年国际共识提出最初的脓毒症定义，即由感染引起的全身炎症反应综合征，是创伤、烧伤、外科手术等临床急危重症患者的严重并发症之一；脓毒症伴有器官功能障碍、组织灌注不足或低血压称为严重脓毒症；若脓毒症经充分容量复苏后仍存在低血压即为感染性休克。在 2001 年发表的脓毒症 2.0 中，上述核心内容未做调整，但增加了 20 余条器官功能评价的指标。2016 年国际共识提出脓毒症 3.0 的新定义，即脓毒症是宿主对感染的反应失调而致的危及生命的器官功能障碍；脓毒症休克指脓毒症发生了严重的循环、细胞和代谢异常。脓毒症是严重创（烧、战）伤、感染、外科手术等常见的并发症。正虚毒损，热毒痰瘀闭阻脉络是脓毒症的基本病机特点。

由于外感六淫毒邪，或外伤、烫伤、烧伤等，入里化热，致使热毒内盛，损伤脉络，表现为高热、寒战，气促，脉数，或神昏等，实证为主，正盛邪亦盛。宜清热解毒化痰、镇惊开窍治疗，用麻杏石甘汤合银翘散加减，邪气已入渐入营血、心包，慎用射干、炙枇杷叶、炙百部、桑白皮药理学证实内含中枢镇咳药成分，不利于患者呛咳反射恢复；患者黄黏痰、量多，嗜睡，加用天竺黄清热豁痰，凉心定惊，酌加菖蒲、郁金，暗合菖蒲郁金汤之意，化痰开窍；酌加人参补气生津；患者嗜睡，高热，配合安宫牛黄丸1丸鼻饲清热解毒，镇惊开窍；考虑患者病情较重，为遏制病势继续进展，较常规加量，每日服用一剂半。

本案中当前病机：外感六淫毒邪，或外伤、烫伤、烧伤等入里化热，三焦壅塞，致使邪热内盛，产生热毒，损伤络脉，出现高热、神昏、血证；机体久病体虚，外伤卒病，正气亏虚，脏腑功能失调，气血失和，阴阳失衡，病邪深入营血分，消烁津液，致使气虚阴竭阳脱。机体久病体虚，外伤卒病，正气亏虚，则脏腑功能失调，气血失和，阴阳失衡，外来之毒邪则易乘虚而入；"通则不病，病则不通"，气虚无力推动肠腑糟粕排出，腑气不通，毒邪壅滞肠道，肠道毒素移位，累及他脏。外来毒邪入里化热，变生热毒，热毒内盛，煎熬血液，血流瘀滞，瘀毒损络，脉络不利，津液运行不畅，津停则化为痰浊，痰瘀互结，闭阻脉络。病邪可深入营血分，消烁津液，致使气虚阴竭阳脱。

未来演变病机：邪热炽盛，导致热毒内盛，煎熬血液，血流瘀滞，败瘀凝痰混于络道，毒瘀损络，脏腑功能损伤；痰瘀与毒热相搏，耗伤正气，损伤络脉，脏腑功能衰竭，气虚阳脱或气虚阴脱，阴竭阳脱而阴阳离决。外来毒邪是脓毒症发病的病理基础，正气耗伤与排毒管道的不通畅是脓毒症发生发展的关键。毒热之邪入于营分，若未能及时透转气分，营热羁留，传入血分，灼伤血络，经血沸腾，离经妄行，则会出现出血症状。血热炽盛，耗血伤阴，消灼血液，滞而成瘀，血热妄行，血出留瘀，而瘀血与毒热相搏，又会进一步加重出血，从而形成恶性循环，致使气虚阳脱或气虚阴脱。邪入于阴络，热、毒、瘀、痰阻于络脉，病邪易入难出，最终导致感染性休克和多脏器功能障碍。

正气与热毒之对立转化，形成脓毒症的不同状态。机体正气充足，热毒不盛时，抵御病邪的能力强，正能胜邪，脓毒症的并发症较少，或不发生严重并发症，经过妥善而精准的从态论治，脓毒症可有转机；但当患病机体正气亏虚，热毒亢盛时，正不胜邪，邪气进一步深入营血分，可出现各种并发症,如脓毒性休克、凝血功能紊乱而出血、多脏器功能衰竭等,病情恶化,使治疗难上加难。

预扶正气,先安未受邪之地,强主逐寇;维护络脉,防治邪毒内陷,络脉瘀闭;扼守要冲,先发制毒,顺势扭转病机。

扶正大法在脓毒症的救治中占有非常重要的地位。脓毒症时如何扶正,要看气血阴阳何为重点,这是辨治脓毒症的要点。脓毒症热毒容易伤津耗气,正气进一步损伤可致阴阳两伤。脓毒症时,正气亏虚包括机体气血阴阳的损伤。气虚可致气脱,进一步发展可致阳气脱陷,出现脱证神昏,治疗当急投回阳救逆之品,如四逆辈,在急诊抢救室或者 ICU 可选用参附注射液益气回阳固脱;而当阴津亏虚,可致阴脱,治疗急当救阴固脱,可用生脉注射液或参麦注射液益气救阴固脱。若邪气亢盛,病邪深陷而阴阳俱脱,此时病情实属危重,预后极差,治疗当回阳救阴固脱,参附注射液、参麦注射液并用,当配合使用祛邪之品如清热解毒透邪药物。

七、神昏

患者女,59 岁。

主诉:昏迷 3 天。

现病史:患者素有头痛眩晕,既往有脑梗死病史,3 天前突然昏仆,不省人事,喉中痰鸣,二便通,舌红少津,脉细。

西医诊断:脑梗死。

中医诊断:神昏 痰瘀互阻,气阴两虚。

治法:益气养阴,开窍醒神。

处方:

(1) 生脉注射液 100mL,静滴,每天 1 次。

(2) 清开灵注射液 40mL,静滴,每天 1 次。

(3) 汤药:三七片 6g,西洋参 9g(另煎),川贝母 9g,猪苓 15g,瓜蒌 20g,黄芩 15g,蒲公英 30g。6 剂,水煎服。

二诊：药后口中生津，眼球渐灵活，咳嗽力量加大，仍昏迷，二便可，生命体征平稳。前方加车前子10g，紫河车10g，石菖蒲10g，郁金10g，全蝎6g，广地龙15g。6剂，水煎服。

三诊：家属代诉，患者服药后眼球转动灵活，能自主咳嗽，大便畅。上方加葛根12g。6剂，水煎服。

四诊：药后诸症平，无明显不适，眼球活动范围渐宽，手已经可抬起，二便调。上方去全蝎，加鳖甲15g（先煎），龟甲15g（先煎），6剂，水煎服。

五诊：药后能辨识家属，体重减轻，面色白，大小便可。舌质淡红，苔薄白，脉弦细。

处方：瓜蒌15g，麦冬15g，鳖甲15g（先煎），龟甲15g（先煎），葛根12g，猪苓20g，三七片6g，西洋参9g，川贝母9g，黄芩15g，蒲公英30g，车前子10g，紫河车10g，郁金10g，菖蒲10g，广地龙15g。7剂，水煎服。

按：神昏指由多种病证引起的心脑受邪，窍络不通，神明被蒙，以神识不清为主要特征的急危重症。神昏的病名首载于宋代《许叔微医案》："神昏，如睡，多困，谵语，不得眠。"中医文献中论述的"昏愦""昏蒙""昏冒""昏迷"等均属于神昏范畴。神昏不是一个独立的疾病，可见于多种急慢性病的危重阶段。现代急诊医学中的意识障碍可以参照本病进行救治。意识障碍是指人对周围环境及自身状态的识别和觉察能力出现障碍，多由高级神经功能受损所致，根据意识水平和意识内容损害程度不同分为嗜睡、意识模糊、谵妄、昏睡、昏迷（轻度、中度、重度）。神昏的病因病机极为复杂，外感疫疬、内伤杂病均可出现。但主要因心和脑受扰而发病。其基本病机可分为虚实两端：一是风阳、热毒、痰浊、瘀血闭阻清窍，神明被蒙；二是气血亏耗，阴阳衰竭，不相维系，清窍失养，神无所依。两者可单独出现，也可在痰浊壅盛，上蒙神窍的基础上兼见气血耗散，神不守舍，此时的神昏则为虚实夹杂、内闭外脱之证。神机失用是神昏发生的核心病机，神昏因于实者，风阳、热毒、痰浊、瘀血等闭阻清窍故可见神明被扰，神机失用则见神昏。《内经》云："阴平阳秘，精神乃治，阴阳离决，精气乃绝。"患病之人本身存在气血、阴阳亏虚的基础或者久病、多病所致的耗气伤津，阴阳逐渐虚衰均可导致气血阴阳衰竭，不能够相互维系最终发展为阴竭阳脱，清窍失养，神无所依，继而发展为神昏。神昏可见于多种急、慢性病的危重阶段，因风阳、热毒、痰浊、瘀血等闭阻清窍，神明被蒙而致神昏者，如不能解除标实之象，导致病情迁延日久则容易由实转虚，出现虚实夹杂、内闭外脱之候；因气血亏耗，阴阳衰竭所致神昏者，如不能得到纠正则容易引起气血阴阳亡脱，最终导致阴阳离决引起死亡。

神昏患者的治疗过程首先需要分辨虚实，除了疾病固有的特点，患者本身所处状态也会影响疾病的发生、发展预后及转归。可能影响神昏进展的因素包括患者年龄的高低、生活习惯、本身的基础疾病，疾病所处的阶段、此次发病的急缓等。神昏的辨证，主要根据临床症状来判断此时疾病发展属于何种状态。

昏愦不语，身热，舌謇肢厥属于热闭心包；神昏，躁扰不宁，面赤身热，气促口臭属于痰火扰神；发热骤退，面色苍白，四肢厥冷，汗出淋漓不尽，虚烦躁扰，气息短促，舌淡脉微细欲绝属于亡阳；倦卧，气息短促，精神萎靡，汗多，脉散大属于气阴欲竭；身体灼热，倦卧，气息短促，精神萎靡或者神志昏聩，汗多，脉散大或者细数无力，发热骤退，面色苍白，四肢厥冷，汗出淋漓不尽，虚烦躁扰，气息短促，舌淡脉微细欲绝属于内闭外脱；高热神昏，烦渴，四肢厥冷，脉沉伏属于真热假寒证；神昏，下利清谷，里寒外热，手足逆冷，脉微欲绝，身反不恶寒，其人面色赤属于真寒假热证。卒然昏仆属于急症，实证；久病神志逐渐昏迷者多属于虚实夹杂。

此患者因中风病诱发神昏，喉中痰鸣，辨证属于痰瘀互阻，气阴两虚，神昏窍闭。治疗要抓住神昏的主要病机，当以醒神开窍为第一要务，用中成药清开灵配合生脉注射液益气养阴，开窍醒神。也可用安宫牛黄丸、至宝丹等，但临床还是中成药静脉应用更为便捷。此患者表现以痰瘀阻窍为主，同时兼有气阴两虚的表现。故予三七、全蝎、地龙、葛根活血化瘀，舒筋通络；川贝母、瓜蒌、黄芩等清肺化痰；西洋参、麦冬、猪苓等益气养阴生津；随着患者病程延长，可适当加紫河车滋补阴阳气血，鳖甲、龟甲育阴潜阳，益肾强骨，以促进机体功能恢复。

八、中风

患者男，57 岁。

主诉：脑梗死 3 年。

现病史：患者主因"脑梗死 3 年"于 2017 年 1 月 13 日在门诊就诊。患者 4 年前睡眠时突然出现半身不遂、舌强语謇、口眼㖞斜等症状，在外院诊断为"急性缺血性脑卒中"，长期口服硫酸氢氯吡格雷片、阿托伐他汀钙片等药物，症状略有改善。初诊症见患者语謇，右半身麻木，咳嗽痰多，痰质稀，无头晕头痛，无腰酸腰痛，纳差，腹胀，寐可，小便可，大便干质硬，2～3 日 1 行。舌色紫暗，舌体右偏，舌苔薄黄腻，有裂纹，左手脉弦滑，右手脉沉弦。

西医诊断：缺血性脑卒中。

中医诊断：中风（气虚络瘀，痰热腑实证）。

治法：益气活血，行滞通络。

处方：生黄芪 45g，姜半夏 10g，桂枝 30g，当归 30g，葛根 20g，地龙 6g，姜黄 10g，赤芍 30g，全蝎 6g，橘红 10g，防风 10g，知母 10g，川贝母 10g，蕲蛇 10g，天麻 20g，炙紫菀 15g，枳壳 15g，枳实 15g，胆南星 6g，瓜蒌 30g，厚朴 15g，生白术 15g，肉苁蓉 30g，熟大黄 10g，芒硝 10g。14 剂，水煎服，每日 2 次。

二诊：咳嗽、咳痰减轻，痰量减少，半身麻木感减轻，口舌歪斜、语謇未见明显改善，无头晕头痛，纳寐可，腹胀减轻，大便仍干，2～3 日 1 行。舌色暗，舌体右偏，舌苔薄黄，有裂纹，左手脉弦滑，右手脉沉弦。患者大便仍干，腑气不通，加行滞活血之力，上方熟大黄加至 25g，加生大黄 9g，丹参 20g。14 剂，水煎服，每日 2 次。

三诊：半身麻木感显著减轻，语謇、口舌歪斜略有改善，偶有头晕头痛，纳可，寐差，无腹胀，大便转畅，1～2 日 1 行。舌色淡暗，苔薄黄，有裂纹,脉弦滑数。患者大便转畅,恐其仍有郁滞,上方去生大黄。头晕,脉弦数提示肾阴不足,肝阳上亢,予上方加桑叶 15g,菊花 15g,沙苑子 12g,石决明 3g,郁金 10g。14 剂,水煎服,每日 2 次。

按:中风,又名卒中,是以猝然昏倒、不省人事,伴口眼㖞斜,言语不利、半身不遂,或无昏仆而仅以㖞僻不遂为主症的一类疾病。中风的病位在脑,与脑血管疾病有关,主要与脑出血和缺血性脑卒中有关。因本病起病急骤,症见多端,变化迅速,与风性善行数变的特征相似,故以中风名之。中风在中医古代文献中有薄厥、仆击等名称;半身不遂症状又有偏枯、风痱、身偏等名称。

中风的发病主要因素在于患者平素气血亏虚,与心、肝、肾三脏阴阳失调,加之忧思恼怒,或饮酒饱食,或房事劳累,或外邪侵袭等诱因,以致气血运行受阻,肌肤筋脉失于濡养;或阴亏于下,肝阳暴涨,阳化风动,血随气逆,夹痰夹火,横窜经隧,蒙蔽清窍,而形成上实下虚、阴阳互不维系的危急证候。

中风主要有素体虚弱、痰浊内盛、气血逆乱和筋脉失养四种状态,四种状态大体均为虚实错杂,在临床上这四种状态往往相互夹杂,应根据患者正虚与邪实的状态进一步辨治。素体虚弱,年老体衰,肝肾阴虚,肝阳偏亢,或思虑烦劳过度,气血亏损,真气耗散,复因将息失宜,致使阴亏于下,肝阳鸱张,阳化风动,气血上逆,上蒙元神,突发本病。痰浊内盛。饮食不节,嗜酒肥甘,饥饱失宜,或形盛气弱,中气亏虚,脾失健运,聚湿生痰,痰郁化热,阻滞经络,蒙蔽清窍;或肝阳素旺,横逆犯脾,脾运失司,内生痰浊;或肝火内炽,炼液成痰,以致肝风夹杂痰浊,横窜经络,蒙蔽清窍,突然昏仆,㖞僻不遂。此即《丹溪心法·中风》所谓"湿土生痰,痰生热,热生风也"。气血逆乱,情志所伤,五志过极,心火暴盛,或素体阴虚,水不涵木,复因情志所伤,肝阳暴动,引动心火,风火相煽,气血上逆,心神昏冒,遂至卒倒无知。筋脉失养,气虚邪中气血不足,脉络空虚,风邪乘虚入中经络,气血痹阻,肌肉筋脉失于濡养;或形盛气衰,痰湿素盛,外风引起痰湿,闭阻经络,而成㖞僻不遂。

中风之发生，病机虽较复杂，但归纳起来不外虚、火、风、痰、气、血六端，其中以素体虚弱为其根本。此六端在一定条件下，相互影响，相互作用而突然发病。有外邪侵袭而引发者称为外风，又称真中风或真中；无外邪侵袭而发病者称为内风，又称类中风或类中。从临床看，本病以内因引发者居多。

患者为老年男性，慢性病程。符合西医缺血性脑卒中诊断，属于中医"中风"的范畴。患者3年前安静时突发急性缺血性脑卒中，无神志症状，可诊断为"中风"病。现患者遗留语謇、口舌歪斜和半身不遂等症状，为中风后遗症。中风的当前病机主要包括素体虚弱、痰浊内盛、气血逆乱和筋脉失养等状态。病中脏腑，闭证宜开窍醒脑，治标为先；脱证宜扶正固脱，救阴回阳，治本为主；病中经络则根据标本虚实的不同分别施以平肝息风、清热化痰、通腑泄热、益气活血、育阴潜阳等治法。患者年老体虚，正气不足，加之痼疾日久，成瘀血阻络。久病体虚，脾胃虚弱，蕴湿生痰，郁久化热，加之肺气虚弱，大肠传导失司，可见上实下虚的表现，故在咳吐稀痰的同时出现中焦痰热症状。舌色紫暗，舌体右偏提示瘀血阻络，薄黄腻，左手脉弦滑提示内有痰热。综观舌脉症，辨证为气虚络瘀，痰热腑实证。治疗以益气活血、行滞通络为主。黄芪味甘，性微温，入脾、肺经，补中益气，升阳固表；当归性味甘、辛，性温，归肝、心、脾经，补血活血，调经止痛，润肠通便；天麻，味甘，性凉，归肝、心包经，清热平肝，息风定惊。复诊大便仍干，腑气不通，加行滞活血之力，上方熟大黄加至25g，加生大黄9g，丹参20g，三诊大便转畅，恐其仍有郁滞，上方去生大黄。头晕，脉弦数提示肾阴不足，肝阳上亢，予上方加桑叶15g，菊花15g，沙苑子12g，石决明3g，郁金10g。

九、贫血

患者女，60岁。

主诉：贫血1年。

现病史：贫血1年，1周前查血红蛋白6.8g/L，伴有气短，纳差，疲乏，无力，双下肢沉，腰痛。舌红嫩无苔，脉细数。

西医诊断：贫血。

中医诊断：贫血（气血不足，肾阴亏虚）。

治法：益气养血为主，补肾养阴。

处方：生黄芪15g，当归20g，生麦芽30g，紫河车15g，黄精15g，百合15g，何首乌30g，沙参15g，炒白术15g，炒白芍12g，茜草炭10g，石斛10g。7剂，水煎服，早晚分服。

二诊：药后气短、乏力好转，仍有气短，心悸、胸闷，口干，大便干燥，无力。舌嫩红苔少，脉细。

处方：生黄芪15g，当归20g，生麦芽30g，紫河车15g，黄精15g，百合15g，何首乌30g，沙参15g，炒白术15g，炒白芍12g，茜草炭10g，石斛10g，麦冬10g，瓜蒌30g，熟地黄15g，赤芍15g。7剂，水煎服，早晚分服。

三诊：药后诸症好转，大便通畅，胸闷好转，时有气短，心悸、胸闷，口干，复查血常规，血红蛋白9.6g/L，舌淡苔少，脉细。

处方：生黄芪15g，当归30g，生麦芽30g，紫河车15g，黄精15g，百合15g，何首乌30g，沙参15g，生白术15g，炒白芍15g，石斛10g，麦冬10g，瓜蒌30g，熟地黄15g，生地黄15g，赤芍15g，川芎10g，薤白10g。7剂，水煎服，早晚分服。

按：贫血是指人体外周血红细胞容量减少，低于正常范围下限的一种常见的临床症状。由于红细胞容量测定较复杂，临床上常以血红蛋白（Hb）浓度来代替。一般认为，在我国海平面地区，成年男性Hb<120g/L，成年女性（非妊娠）Hb<110g/L，孕妇Hb<100g/L就有贫血。《中医内科学》根据贫血的临床表现，将其归属于的"虚劳""血虚""萎黄"等范畴。

血虚之形成不外乎内外因素。外邪六淫与温热侵入机体，潜而不定期出，深入化血之机，导致新血无生，这一致病因素与西医所说的"细菌感染、原虫、毒素发生溶血为病"不谋而合。在内因上，或为七情失节，或为饮食失宜，或为失血而成，或为先天禀赋不足，或为病后房劳过甚，或为妊娠失调，引起造血之机受阻；或消化之机紊乱，水谷不化，精微不成，发生血虚之疾。可见在内因方面与西医所说的"缺乏造血原料或造血器官功能障碍，或慢性失血而成贫血"基本一致。基本病机以虚为本，因虚致病，脾肾不足，精血虚少致脏腑功能衰退、气血生化不足。"虚"是贫血发病的核心，无论是先天禀赋不足、后天失养，还是久病失养、饮食失调导致脾胃虚弱，抑或肾精不足、失血过多导致精血虚少，最终均导致脏腑功能衰退、气血生化不足，因虚致病，因病成劳。所以本病所见以虚为本。

贫血的治疗总原则以补益为核心，益气养血、健脾补肾。"气为血之母"，"气行则血行"，从态论治就是虚当补益。要根据患者就诊时的具体状态、病机辨证分析，是脾胃不足为主、肾精不足为主，还是气血不足为主，或是诸证夹杂同时存在。

该患者因长期气血两虚致贫血，并未见明显出血，然则常年气血亏虚导致虚劳之证，就诊时患者从症状和舌脉综合评估其状态是气血不足，肾阴亏虚。治则以益气养血为主，补肾养阴为辅；用当归补血汤合四物汤，配合补元气之品。比如常用补元气的角药生麦芽、紫河车和黄精，补肾益气，补养元气，相互配合效果显著：紫河车为治虚劳要药，又名"人胞"，吴球云治男妇一切"虚损劳伤"；生麦芽蕴含一阳生升之气，紫河车为动物胚芽，生麦芽为植物胚芽，二者取胚芽生生之气，以补虚损之体，相合补益填精。

十、系统性红斑狼疮

病案1：患者女，39岁。

主诉：乏力伴关节疼痛8年，尿少伴全身浮肿1个月。

现病史：8年前无明显诱因出现周身乏力伴关节酸痛，于当地人民医院诊断为"系统性红斑狼疮多关节炎"。1个月前劳累后出现尿少，腹泻，伴全身浮肿，人民医院诊断为"系统性红斑狼疮－狼疮性肾炎，肾功能不全，低蛋白血症，腹腔积液，胸腔积液，重度骨质疏松"，予口服强的松（50mg，每天1次），利尿，补充人血白蛋白，降压，纠正电解质紊乱治疗2周后，患者体重下降 3kg，水肿略减轻，血压 150/90mmHg，双肺呼吸音低，心率 98 次/分，律齐。全腹膨隆，移动性浊音阳性，双下肢重度指凹性水肿。查血常规：WBC 7.4×10⁹/L，Hb 78g/L。尿常规：PRO（++++）。24 小时尿蛋白定量 10g。生化全项：K⁺ 3.37mmol/L，BUN 24.5mmol/L，CREA 255μmmol/L，ALB 17g/L。现治疗为甲泼尼龙 40mg 静脉滴注，每天 1 次；氢氯噻嗪 50mg，每天 1 次；呋塞米 40mg，隔天 1 次；吲达帕胺片 5mg，每天 1 次；盐酸特拉唑嗪片每天 1 次；非洛地平缓释片 5mg，每天 1 次；碳酸钙片 0.2g，每天 2 次；人血白蛋白 10g，静脉滴注，隔天 1 次。就诊时症见全身浮肿，双下肢按之如泥，卧床不起，失眠，心悸，大便不畅，口唇淡暗，舌淡红，苔水滑，脉弦细。

西医诊断：系统性红斑狼疮。

中医诊断：水肿（三焦不通，水气泛溢）。

治法：疏利三焦，化气行水。

处方：柴胡 12g，桂枝 10g，熟大黄 15g，黄芩 15g，赤芍、白芍各 12g，猪苓 20g，茯苓 20g，煨木香 6g，枳壳 12g，枳实 12g，泽泻 15g，瓜蒌 30g，生黄芪 15g，当归 10g，生姜皮 9g，阿胶珠 15g，黄连 6g，吴茱萸 3g，制半夏 10g，生白术 15g，桑白皮 15g。14 剂，水煎服，每天 1 剂。

二诊：浮肿明显减轻，已能下床行走，入睡困难且易醒，曾有舌痛，无心悸。纳少，四末不温，腿有瘀斑，大便不爽，舌淡苔薄白，脉弦细。血压正常，复查血常规：Hb 97g/L。生化全项：BUN、CREA 已近正常。

处方：醋柴胡 12g，桂枝 10g，山药 15g，生黄芪 15g，黄芩 15g，草薢 10g，晚蚕沙 10g（包），当归 10g，阿胶珠 15g，艾叶炭 10g，全瓜蒌 30g，生白术 15g，枳壳 15g，赤芍 20g，白芍 20g，猪苓 20g，茯苓 20g，仙鹤草 30g，功劳叶 15g，虎杖 15g，五味子 9g，黄连 6g，鸡蛋黄 1 枚（冲）。14 剂，水煎服，每天 1 剂。

若大便不通，加肉苁蓉 30g，知母 10g，生首乌 30g。并服中成药：七叶神安片、枣仁安神液。

三诊：眠差，腿上瘀斑变暗，手指不温，大鱼际痿软而多皱，视物模糊，目内眦色淡，大便时稀，舌略红苔黄略腻，脉沉细滑。耳穴：三焦、脾、肾等部位压痛明显。处方：上方去全瓜蒌，萆薢、晚蚕沙改为12g，加炮附子3g，炙麻黄3g，赤小豆15g，桑白皮15g，细辛1g，连翘12g。7剂，宜用开水煎药，取引火归原意。配合耳穴压豆：三焦、脾、肾、神门、枕。

四诊：双下肢微浮肿，目内眦转红，咽痒，咳嗽少痰，咽红，舌嫩淡红略胖苔黄，脉弦数略滑。

第一方：白蒺藜12g，桑叶15g，菊花15g，连翘15g，柴胡12g，牛蒡子15g，金银花15g，白茅根15g，芦根15g，炒杏仁9g，泽兰10g，荆芥10g，防风10g，炙麻黄5g，知母10g，贝母10g，赤小豆15g，黄芩15g，车前子10g（包），紫菀15g。5剂，水煎服，每天1剂。

服药5剂后服第二方：生麦芽10g，紫河车3g，炒山栀子10g，枸杞子10g，全蝎3g，广地龙10g，炒枣仁10g，郁金10g，赤芍10g，牡丹皮12g，五味子6g，仙鹤草15g，萆薢10g，晚蚕沙10g（包），功劳叶10g，枳壳6g。7剂，水煎服，每天1剂。

前后共调服20余剂，水肿消退，体重减轻20kg，步履自如。

按：系统性红斑狼疮（SLE）是一种由自身免疫介导的，以免疫性炎症为突出表现的弥漫性结缔组织病。临床上以血清中出现抗核抗体为代表的多种自身抗体和多系统受累为主要特征。

中医古籍中并无狼疮这一病名的记载，近代中医学家根据本病的临床表现将之称为"红蝴蝶疮""热毒发斑""阴毒发斑"等。也有专家认为可以直接采用西医病名，具体诊断指标可参照西医诊断。

患者女性，女子以血为先天，血虚则筋脉失养，病久气不化水，三焦不通，气不流津，水气泛溢，致水气病、阴水，治当疏利三焦，化气行水。患者血虚，气不化水，三焦不通，气不流津，水气泛溢，致水气病、阴水。当疏利三焦，化气行水。其中，赤芍、白芍、当归合用，赤芍味苦，性微寒，归肝经，有清热凉血、活血祛瘀的功效；白芍味苦、酸，性微寒，归肝、脾经，具有养血调经、敛阴止汗、柔肝止痛、平抑肝阳之功效；当归味甘辛，性温，归肝、心、脾经，可补血活血，调经止痛，润肠通便，为凉血解毒、清化三焦常用角药。二诊时患者症状缓解，方药对证，考虑患者水困日久，斫伤正气，酌加化湿、补气之品，舌痛示心火上旺，嘱自冲服生鸡蛋黄，寓黄连阿胶鸡子黄汤意。加茯苓、白术、桂枝角药，茯苓味甘、淡，性平，归心、肺、脾、肾经，能利水渗湿，健脾，宁心；白术味苦、甘而性温，归脾、胃经，具有健脾益气、燥湿利水、止汗、安胎的功效；桂枝味辛、甘，性温，归心、肺、膀胱经，可发汗解肌，温通经脉，助阳化气，平冲降气。三者合用，可温补脾肾，疏化三焦。茯苓、白术、白芍亦为常用角药，可温阳利水，凉血活血。三诊时患者诉手指不温，此乃水气阻遏阳气，血行瘀滞，阳气不能通达末梢所致，酌用温通之品。四诊调方，乃因时用药之故。春日感受风热之邪，表里同病，欲表里同治。疏散上焦风热，同时起到提壶揭盖的作用。

病案2：患者女，29岁。

主诉：关节肿痛反复发作3年，加重伴发热恶寒5天。

现病史：患者3年前因关节肿痛于人民医院诊断为系统性红斑狼疮，目前每天口服强的松50mg治疗。患者5天前无明显诱因出现发热恶寒，晨起6点体温上升至37℃，午后2点体温达到峰值，为37.5~37.7℃。同时伴有手指及腕踝部关节肿痛，受凉伴有雷诺现象。口干欲饮，无咽痛，无鼻塞流涕，无咳嗽咯痰，大便每天1次，小便调，食欲可，眠差。周身乏力明显。查体：面色潮红，两颧有红色皮疹，手指关节微肿，无畸形，局部皮色正常，触之皮温正常。双肺呼吸音粗，未闻及干湿啰音。舌尖边红，苔薄黄，脉浮数。血常规：WBC7.2×10⁹/L，中性粒细胞比例50%，淋巴细胞比例40%。

西医诊断：系统性红斑狼疮。

中医诊断：痹症（热郁三焦，络脉受阻）。

治法：清热凉血，疏风通络。

处方：柴胡10g，黄芩15g，青蒿30g，生石膏30g（先煎），忍冬藤30g，淡豆豉15g，赤芍15g，紫草15g，桂枝10g，白茅根30g，芦根30g，防风10g，当归10g，虎杖15g，生甘草3g。7剂，水煎服，每天1剂。

二诊：患者已无发热，体温36℃，神清，精神可，手指、腕踝关节肿痛缓解，手指雷诺现象未发作，面部及发际部位红色皮疹消退，大、小鱼际及甲沟红斑颜色变浅，无咽喉疼痛，大便可，小便色黄，纳可。睡眠改善。舌边尖红，苔薄黄，脉浮数。

处方：柴胡 15g，黄芩 15g，桂枝 6g，桑枝 30g，牡丹皮 12g，水牛角片 30g，知母 10g，路路通 10g，广地龙 15g，全蝎 6g，丝瓜络 10g，姜半夏 10g，党参 15g，生黄芪 15g，生地黄 15g，赤芍 12g，荷叶 10g。7 剂，水煎服，每天 1 剂。

三诊：患者无发热恶寒，颜面丘疹退去，色素沉着减退，雷诺现象未发作，无关节肿痛，纳食可，二便可，睡眠安，舌尖变红，苔黄略厚腻，脉滑数。

处方：柴胡 15g，黄芩 15g，生地黄 15g，赤芍 12g，牡丹皮 12g，水牛角片 30g，知母 10g，桑枝 30g，广地龙 15g，全蝎 6g，路路通 10g，丝瓜络 10g，姜半夏 10g，桂枝 6g，党参 15g，黄芩 15g，荷叶 10g，酒大黄 5g。7 剂，水煎服，每天 1 剂。

四诊：患者近期无发热恶寒，鼻腔无出血，面颊红色丘疹明显减退，颜色较前暗淡，大、小鱼际及甲沟红斑明显减退，手指、腕踝关节肿痛缓解，纳食可，大便略干，小便。舌尖边红，苔薄黄，脉浮数。

处方：柴胡 15g，黄芩 15g，牡丹皮 12g，水牛角片 30g，广地龙 15g，全蝎 6g，路路通 10g，丝瓜络 10g，姜半夏 10g，桂枝 6g，知母 10g，桑枝 30g，荷叶 10g。7 剂，水煎服，每天 1 剂。

五诊：患者诉右下肢疼痛，右膝关节疼痛尤甚，面部红斑减轻，咳嗽，咯黄痰，腹胀纳少，眠可，大便干，小便调。舌红，苔黄腻，脉滑数。

处方：茯苓 15g，半夏 20g，陈皮 10g，黄芩 15g，胆南星 15g，天竺黄 15g，前胡 10g，桔梗 10g，杏仁 15g，苏子 10g，莱菔子 10g，紫菀 10g，百部 10g，焦三仙各 10g，鸡内金 10g，香稻芽 15g。7 剂，水煎服，每天 1 剂。

六诊：咳嗽较前好转，痰质较前稀薄，短气乏力，喜太息，口干，腰身酸困，纳眠可，大便干，小便调。舌红，苔薄黄腻，脉滑数。

处方：醋柴胡 10g，桂枝 10g，赤芍 12g，白芍 12g，瓜蒌 30g，三七 9g，山萸肉 20g，党参 15g，麦冬 15g，五味子 9g，黄芩 15g，知母 10g，贝母 10g，

蕲蛇肉 10g，地龙 15g，全蝎 10g，生姜 20g，大枣 10g。7 剂，水煎服，每天 1 剂。

按：系统性红斑狼疮（SLE）主要由先天禀赋不足，肝肾亏损而成。先天禀赋的优劣与肾中精气之多寡密切相关。西医认为，SLE 是一种具有遗传倾向的疾病，家系调查显示，SLE 的亲属患病率明显高于普通人群，SLE 患者的一、二级亲属中有 10%～20% 同样患有 SLE。而肾中所藏之精被认为是携带遗传信息的物质，它决定了一个人体质的强弱以及罹患某种疾病的倾向。若素体肾精亏虚，则易患本病。除先天禀赋不足外，后天失于调养亦可致肾阴亏虚。房劳过度，肾精流失，可致肾虚阴亏；或因劳累过度，气阴暗耗，致阴精亏虚。无论是先天禀赋不足，还是后天失于调养，都导致肾阴亏虚，出现一系列阴虚内热的临床表现，如《景岳全书·火证》云："阴虚者能发热，此以真阴亏损，水不制火也。"另外，肝脏功能的失调，尤其是肝血的亏虚是 SLE 发生的重要原因。SLE 多见于育龄期妇女，男女之比为 1:(7～9)，这与女子"以血为本""以肝为先天"的生理特点有关。

热毒内陷，充斥三焦是导致本病发生、发展的重要诱因，热毒留恋也是本病反复发作、迁延不愈的首要原因。虽外感六淫，但六气皆从火化，六淫日久，羁留不去，皆可化为热毒、火毒之邪。阴虚内热与外感之毒邪相合，热毒内盛，复曝于日，而见光过敏之表现。毒邪留于经脉气血，可累及皮、肌、筋、脉、骨五体，出现盘状红斑、肌炎、血管炎、关节炎等损害。阴虚阳亢，热毒内陷可致反复发热。故热毒内陷不去，三焦受邪，迫血妄行是本病出现皮肤、关节、脏腑等出现相应特征性损害的重要原因，为 SLE 固有病机。

故肝肾不足、阴虚内热是基本病机，热毒炽盛之证可以相继反复出现，甚或热毒内陷，变证丛生。病情虚实互见，变化多端。

本案中患者热郁三焦，表现为持续低热，面部潮热，透解三焦郁热，采用温病治疗思路。热结于少阳，采用小柴胡汤运转枢机，健运中焦，和解疏利，扶正祛邪。热入营分，以青蒿透邪外出。水牛角味苦、咸，性寒，归心、肝经，能清热凉血，解毒定惊。生地黄味甘、苦，性寒，归心、肝、肾经，可清热养阴、凉血止血。牡丹皮味苦、辛，性微寒，归心、肝、肾经，具有清热凉血、活血化瘀之效。三药合用，凉血解毒，清化三焦。患者表现为关节疼痛，乃气机郁滞、络脉受阻所致，故需适当加用疏风通络之品。其中柴胡味辛、苦，性微寒。归肝、胆、肺经，和解表里，疏肝解郁，升阳举陷，退热截疟。黄芩味苦，性寒，归肺、肝、脾、小肠、大肠经，可清热解毒而止血。半夏辛温，燥湿化痰，降逆止呕，消痞散结。三者合用，温补脾肾，疏化三焦。

十一、梅尼埃病

患者男，51 岁。

主诉：眩晕 2 年。

现病史：2 年前突发眩晕，发作时如作舟船，不敢站立，不敢睁眼，伴有恶心呕吐，耳鸣，听力下降，在当地某医院诊断为"梅尼埃病"，经治疗病情缓解。之后间有发作，病情同前，近因工作繁忙紧张，思虑过多，夜深难眠，而突发眩晕，视物旋转，自诉静卧稍好，如头稍转则屋旋床倾，恶心欲吐，伴口腻，食少无味，舌质红，苔微黄腻，脉弦滑。

西医诊断：梅尼埃病。

中医诊断：眩晕（肝肾阴虚，脾虚生痰，风痰上扰）。

治法：调肝健脾，息风化痰。

处方：首乌藤 30g，珍珠母 30g，川芎 9g，香附 9g，刺蒺藜 15g，天麻 6g，白术 9g，清半夏 9g，茯苓 12g，陈皮 9g，枸杞子 15g，菊花 9g。3 剂，水煎服。

二诊：眩晕减轻，呕吐停止，时有恶心感，能起床迈步，但转弯稍快仍觉眩晕，时有耳鸣，食欲渐增，舌质红，苔转薄，脉同前。上方去菊花，加菟丝子 15g 兼顾其肾，继服 3 剂。

三诊：眩晕，恶心已止，但神疲乏力，腰膝酸软，咽干耳鸣，大便干结，舌红苔薄黄，脉细弦。治以滋养肝肾，兼顾中州。处方：首乌藤 24g，珍珠母24g，女贞子20g，墨旱莲24g，枸杞子18g，菟丝子15g，太子参24g，山药24g，陈皮9g，桑椹15g。3剂，水煎服。

四诊：服药后神疲乏力好转，食欲渐增，腰膝有力，偶感耳鸣，头昏，舌脉同前。上方加晒参15g，山茱萸15g。4剂，研细蜜丸，每次9g，1日3次，以调养善后。患者服药丸后，诸症除。门诊随访1年，未见复发。

按：梅尼埃病是一种原因不明、以膜迷路积水为主要病理特征的内耳病，临床表现为发作性眩晕、波动性听力下降、耳鸣和（或）耳闷胀感。梅尼埃病根据其临床表现，属于中医"眩晕"类疾病范畴。

《黄帝内经》中即有论述"诸风掉眩，皆属于肝"，可见当时认为眩晕类疾患与肝具有密切的联系，后世医家在研究眩晕病时多宗此论进行辨治。结合西医病理机制的研究，积水类似于中医的水饮内停，水液的正常运行依赖于肺脾的布散功能，同时更离不开水道的通畅，正如《素问·灵兰秘典论》云："三焦者，决渎之官，水道出焉。"中医认为，水饮有四，曰痰饮、悬饮、溢饮、支饮。然饮停于内耳尚无论述，刘清泉师承姜良铎，在"中医药防治梅尼埃病急性发作期的诊疗策略及思考"中提出，内耳饮停与三焦水道不通密切相关，故提出了三焦郁阻为梅尼埃病急性发作期的主要病机。总之，中医认为梅尼埃病的发病机制与痰饮内停、上蒙清窍有关，故内服中药多以化痰健脾、平肝止眩一类药为主方，随证加减。病机：根据本病临床表现，总属本虚标实、虚实夹杂。气血亏虚、髓海不足、清窍失养为本，肝阳上亢、痰湿中阻、瘀血阻络为标。本病的病位在头窍，其病变脏腑与肝、脾、肾三脏相关。概因肾精不足，水不涵木，无以制约肝阳，肝阳上扰清窍，发为眩晕。肾为肝之母，母病及子，且肝藏血，肾藏精，精血同源，乙癸同源，精不足则无以化血，肝体阴而用阳，血不足则阴不足，阴虚则阳不潜藏，阳亢于上，故为眩晕。脾胃气虚，则"饮入于胃，游溢精气，上输于脾，脾气散精"之功能失常而酿生痰饮，痰饮停于中焦，气机升降失常，发为眩晕。

梅尼埃病的核心病机不外虚实两端，虚者为气、血、精不足，髓海失养；实者为风、火、痰、瘀扰乱，清窍失宁。当前病机主要包括肝阳上亢、痰浊中阻、瘀血阻窍、肾精不足和气血亏虚导致脑窍失宁或髓海失养，因此，临证中要首辨标本虚实。凡突然发作，眩晕重，病程短者，多属实证。其中，头重昏蒙，胸闷呕恶，为痰湿所致；痛点固定，唇舌紫暗，舌有瘀斑，为瘀血所致；眩晕耳鸣，失眠多梦，肢麻震颤，属肝阳上亢。眩晕日久不愈，反复发作，病程迁延，伴神疲乏力，两目干涩，脉细或弱者，多属虚证，由精血不足或气血亏虚所致。对于疾病状态的干预，治疗梅尼埃病以"补虚泻实、调整阴阳"作为核心，对应肝阳上亢、痰浊中阻、瘀血阻窍、肾精不足和气血亏虚五种状态，结合全身情况进行辨证施治，予以平肝潜阳、清肝泻火，化痰行瘀，滋养肝肾、填精生髓，补益气血等治法，以达到更佳的治疗效果。

　　患者近期复因操劳过度，思虑伤脾，脾失健运，水谷不化精微，聚湿生痰，痰湿中阻，则清阳不升，浊阴不降，加之素有腰膝酸软、耳鸣、健忘、少寐等肾阴虚之象，肾阴虚则水不涵木，致肝阴不足，风阳内生，肝风引动痰浊上扰清空，则作眩晕。故先治以调肝健脾、息风化痰，酌加补肝肾之品，则眩晕自止。化痰息风可予半夏、天麻、白术。半夏辛温而燥，入脾、肺经，具有燥湿化痰、降逆止呕之效，为治湿痰要药；天麻味甘、平，归肝经，平肝息风，为止眩晕之要药；白术甘温补中，味苦燥湿，能健脾燥湿，前人称之为"补气健脾第一要药"。三味合而成为一组典型之角药，取半夏白术天麻汤之意，共奏燥湿化痰、平肝息风之功。健脾祛湿可予茯苓、苍术、陈皮。茯苓甘淡平，归心、脾、肺、肾经，善渗泄水湿，使湿无所聚，痰无由生，《世补斋医书》云："茯苓一味，为治痰主药。痰之本，水也，茯苓可以行水。痰之动，湿也，茯苓又可行湿。"苍术味辛、苦，性温，具有燥湿健脾之功，为治湿阻中焦之要药；陈皮味辛、苦，性温，归脾、肺经，具有理气健脾、燥湿化痰之功。继以滋养肝肾，兼顾中州，杜其风痰生化之源，杜仲、菟丝子味甘性温，归肝、肾经，补益肝肾；枸杞子甘平，归肝、肾经，滋补肝肾、益精明目。三药协同治疗肾精不足之梅尼埃病。因该患者久病，耗伤正气，故加人参扶助正气，山茱萸补益肝肾，蜜丸调补以养后而病愈。